Fitness, sports et nutrition:Burn graisse, stimuler le métabolisme, faits sportifs, perdre du poidsConstruire le muscle, recettes, et plus

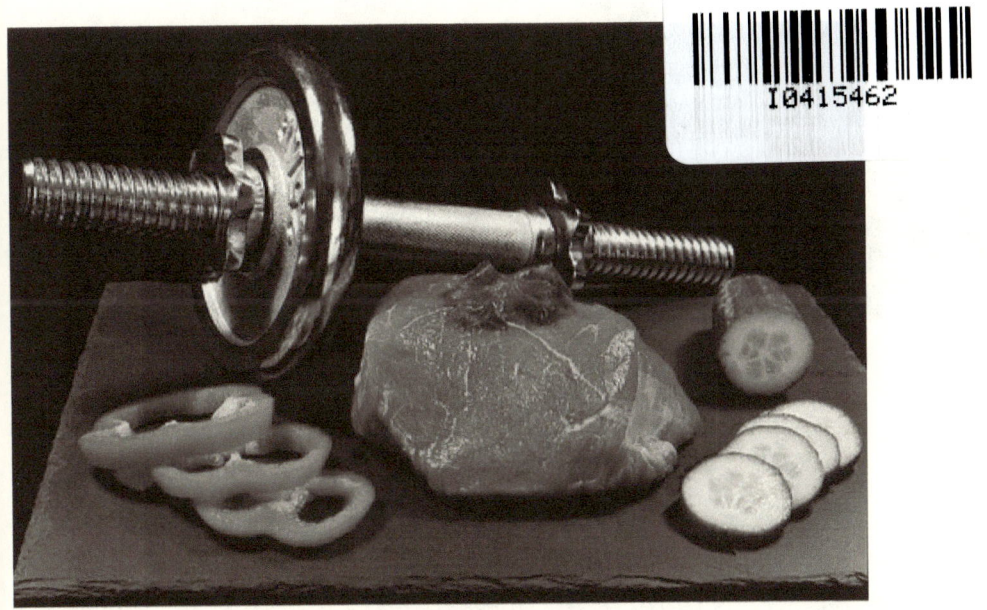

Le livre au sport, commencez par lui, ou continuez! Tu le sais aussi ?

Vous ne vous sentez pas assez confiant? Vous n'êtes pas satisfait de vous? Vous pensez que vous êtes trop mince ou trop gros? On se moque de vous, personne n'a de respect ? Alors ce livre est votre occasion de montrer à tout le monde ce qui est en vous. Les muscles vous rendent attrayant, plus fort et plus confiant. Des points qui vous manquent dans votre vie ?

Pas de problème, vous le prouverez à tout le monde: Vous êtes un faiseur et non pas un babillard!

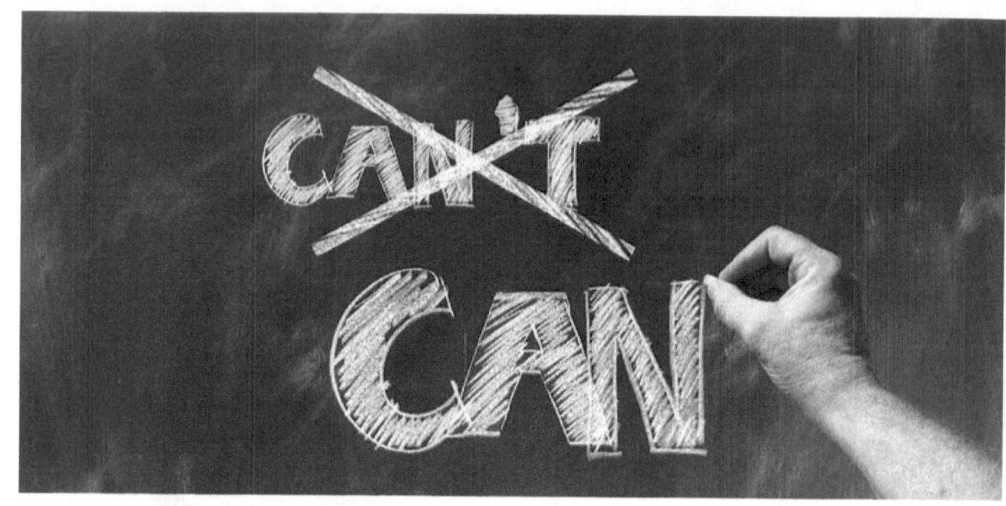

Le sport vous aide à devenir un homme ou une femme fort sur votre chemin. Si vous faites déjà du sport, alors c'est très bon, continuez! Si ce n'est pas le cas, alors j'espère que mon livre vous motive à le faire. Dans ce travail, vous apprendrez quels aspects sont affectés par le sport, et comment vous les atteindre ou les mettre en œuvre. Il vous donne également tous les avantages de ce thème et vous montre comment arriver à votre figure de rêve en faisant les sports décrits dans ce livre qui peut brûler beaucoup de calories et de graisse. Nous aborderons également les thèmes de la nutrition et de la régénération. Nous examinerons également ce qui se passe si vous ne faites pas de sport. Quel est le but de ce livre ou plutôt mon but? Mon but est de vous motiver et de vous surprendre avec les avantages que le sport vous offre. En outre, je serais très heureux d'une évaluation sincère ou la critique de ce livre. Bien sûr, je serais doublement satisfait si, si vous aimez ce travail, vous aussi regarder de plus près mes autres

livres.

Le Muscle-Building-Counselor, Diet Knowledge et Fat burning

Mais maintenant j'espère que vous aimez la lecture:

Peu importe l'itinéraire que vous êtes sur, débutant, avancé ou même professionnel. Que ce soit un athlète amateur ou un athlète de compétition, avoir votre objectif à l'esprit, et continuer, ça vaut le coup. _SOYEZ MOTIVÉ_

il entrée dans le sport

Les bases de la remise en forme

Une chose est sitout à l'espérer limpide: Vous ne pouvez pas faire ou faire quoi que ce _soit, personne ne peut le faire. Ceux qui font régulièrement du sport ont leur propre objectif particulier - le jogging, par exemple, ou la musculation. Et c'est une bonne chose, après tout, vous devriez faire ce que vous aimez le plus et où vous voulez être vraiment bon. Cependant, il ne faut pas oublier que l'entraînement physique complet et efficace comprend les habiletés motrices de base de la force, l'endurance, l'agilité, la vitesse et la coordination- les fondements importants de la condition physique. Qui peut soulever deux fois son poids corporel, mais vient après un kilomètre de jogging à bout de souffle, qui est assez forte, mais a peu d'endurance. D'autre_

part, toute personne qui laisse tout le monde derrière dans le sprint, mais ne peut pas toucher ses orteils, est exceptionnellement rapide, mais pas très flexible. Par conséquent, il est important de ne pas négliger complètement les autres bases de la condition physique, mais de s'entraîner régulièrement. Comme si souvent dans la vie, ici aussi:Le mélange le fait. Dans chacun des domaines, il faut être en mesure d'offrir une certaine performance. Il montre ici les cinq habiletés motrices de base, et il est illustré avec lequel l'équipement d'exercice et de sport, vous pouvez former exactement cette optimale.

force

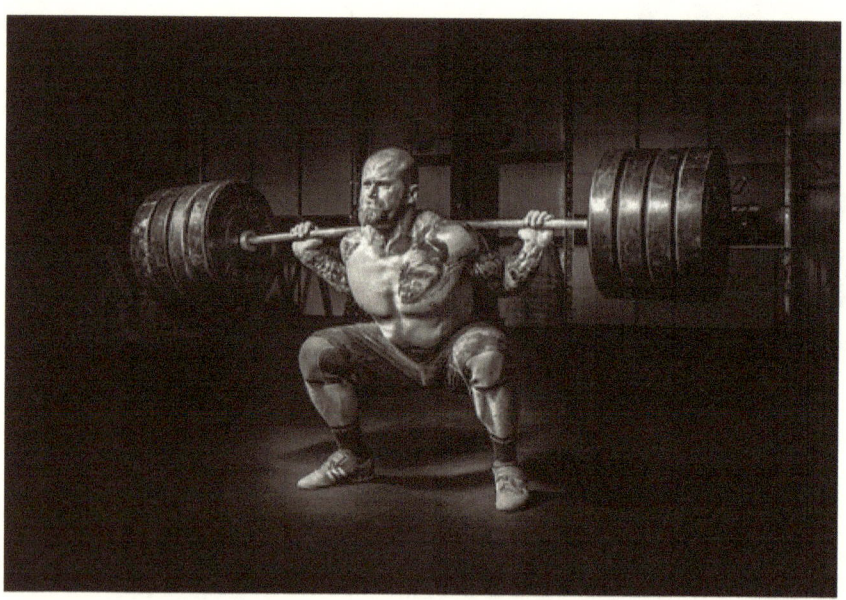

Qu'est-ce que le pouvoir ? Le pouvoir est la capacité de la musculature à résister à la résistance. Ne vous contentez pas de vous entraîner ! Si vous voulez former votre force, vous pouvez mettre différentes accents ici aussi. La force maximale, par exemple, est la puissance la plus élevée que vous pouvez rassembler dans un exercice donné. À son tour, la vitesse signifie que vous pouvez surmonter la résistance en un rien de temps. Une bonne endurance constante vous permettra de faire face à la résistance aussi longtemps que possible. Moins les fatigues musculaires avec une résistance durable, plus l'endurance est élevée. Avec une musculature renforcée, vous soutenez l'ensemble du système musculo-squelettique et prévenir les dommages posturaux, maux de dos et de nombreuses autres plaintes. Lorsque vous faites de la musculation, assurez-vous de toujours former les joueurs et les adversaires, car les deux sont nécessaires pour effectuer un mouvement en toute sécurité. Les débutants commencent d'abord avec leur propre poids corporel ou avec des poids légers. Toute personne qui se sent en sécurité dans la formation de poids peut s'entraîner très efficacement avec des poids libres et augmenter progressivement leur poids. En combinaison avec un banc de poids, alors vous avez l'alternative compacte à la centrale électrique. L'avantage d'une station Power est qu'elle dicte le bon mouvement. Ceci est particulièrement utile pour les débutants qui veulent apprendre une exécution pratique propre et correcte. C'est très important pour la prévention des blessuresendurance"Endurance est la capacité à effectuer aussi longtemps que possible une charge sportive sans fatigue." Les athlètes d'endurance ont généralement un fort potentiel pour augmenter la combustion des graisses. Les exercices d'endurance renforcent le système cardiovasculaire. Un cœur entraîné peut pomper plus de sang, transportant plus d'oxygène et de nutriments aux muscles. Vous devenez plus en forme et plus alerte dans la vie de tous les jours: Même avec des mouvements quotidiens tels que monter les escaliers ou le vélo une bonne endurance est prouvée. Pour la persévérance, il existe de nombreuses options de différenciation: Selon l'étendue de la musculature stressée: L'endurance de base affecte l'ensemble du corps, tandis que l'endurance locale affecte seulement une partie de la musculature. Par type d'approvisionnement en énergie: Si la combustion des glucides et des graisses d'oxygène dans le jeu, il est appelé endurance aérobie. Lorsque les glucides sont convertis en énergie par fermentation en acide lactique, l'endurance anaérobie est formée. Selon la durée du stress, une distinction est faite entre l'endurance à court terme (jusqu'à 2 min), à moyen terme (jusqu'à 10 min) et l'endurance à long terme (à partir de 10 min). Les sports d'endurance classiques comprennent le jogging, la natation et le cyclisme. Afin que vous ayez toujours votre fréquence cardiaque en vue, l'achat d'un tracker de remise en forme avec mesure de la fréquence cardiaque ou un moniteur de fréquence cardiaque est recommandé. L'un des équipements les plus populaires pour l'entraînement d'endurance à la maison est le

cross-trainer, car il permet d'épargnant les articulations et les mouvements d'entraînement variés.

agilité

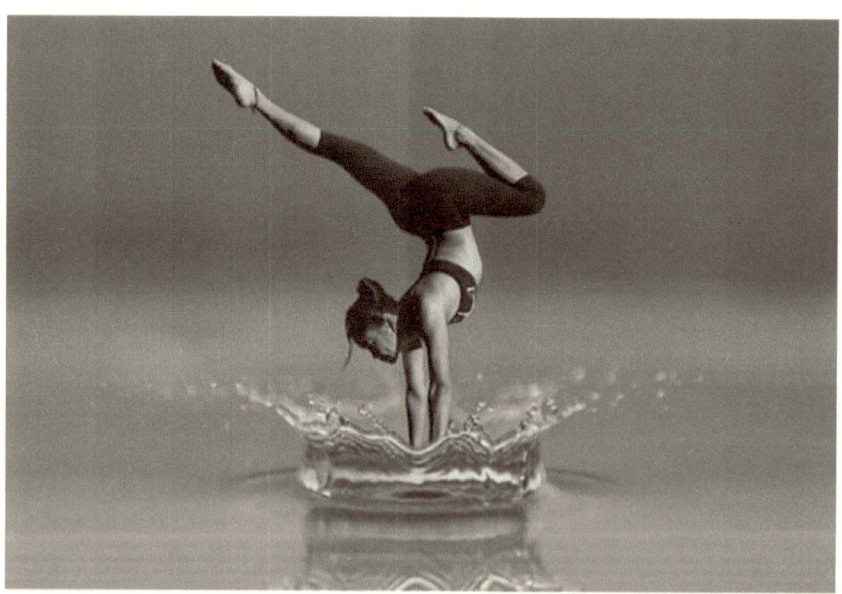

« L'agilité est la capacité d'effectuer des mouvements avec autant d'amplitude de mouvement que possible. » L'agilité comprend l'extensibilité et la flexibilité. Ceux qui sont mobiles peuvent mieux mettre en œuvre leur force, la coordination et l'endurance. Le cerveau bénéficie également de cette fondation parce qu'il est mieux en mesure de contrôler les fonctions corporelles. La tension et la relaxation de certains muscles cibles est plus facile à faire en raison de la mobilité du cerveau. Yoga et Pilates sont des sports idéaux pour cela. Avec de petits articles d'aide tels que des bandes d'étirement, vous pouvez former votre mobilité à la maison à tout moment.

vitesse

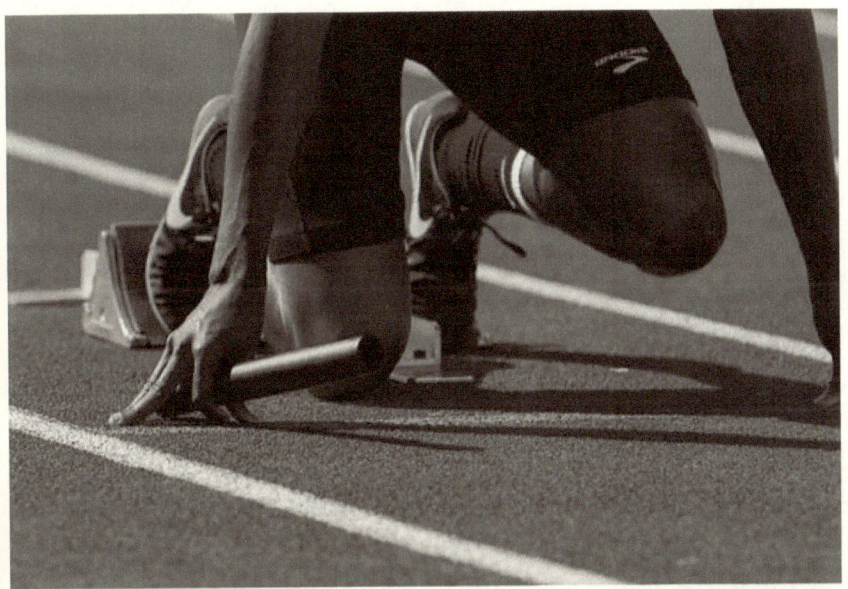

« La vitesse est la capacité d'effectuer des mouvements à la vitesse la plus élevée possible. » Lorsque vous parlez de vitesse, vous voulez dire une capacité plus spécifique au sport. Surtout dans les sports de balle bien connus comme le football où dans un jeu avec des sprints rapides doit être répondu et dans l'athlétisme, l'accent de la formation de vitesse est d'une grande importance. Vitesse se distingue dans:Réaction vitesse: (boxe, tennis de table)Capacité d'accélération: (sprint, handball)Vitesse de mouvement: (natation, basket-ball, volley-ball)Si vous aimez le jogging, vous pouvez juste avoir un petit sprint entre les deux pour entraîner votre vitesse.

En outre,pour l'entraînement des muscles du mollet sprints courts sont une excellente possibilité.

Coordination et discipline

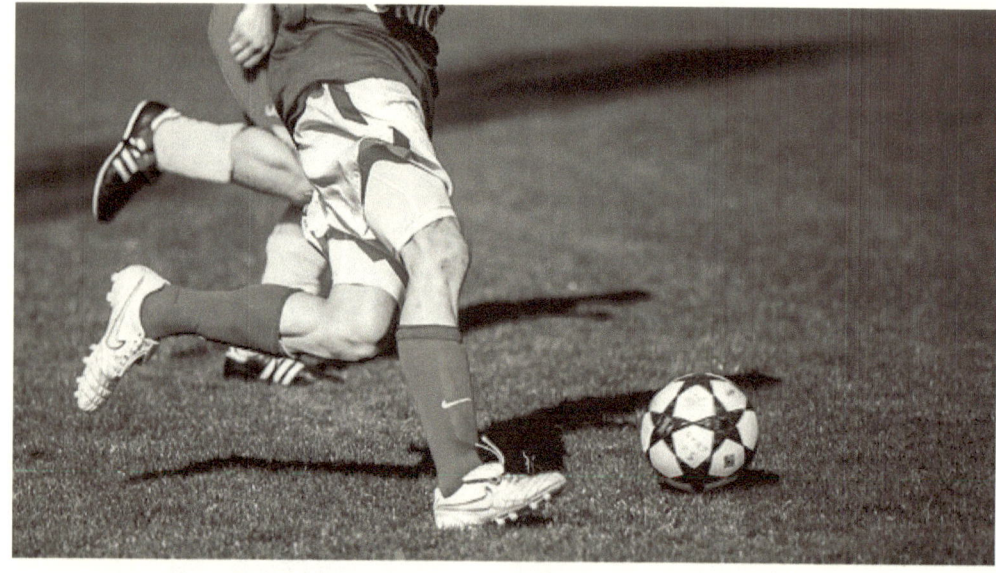

« La coordination est la capacité d'effectuer des mouvements rapides et déterminés avec précision et harmonie. » La discipline est le comportement fier, juste et juste"Encore une fois, de nombreux composants différents jouent avec pur, par exemple votre capacité à réagir, combiner et équilibrer. Pratique: De nombreux dispositifs de formation pour améliorer la coordination de former en même temps votre vitesse. Vous pouvez utiliser l'échelle de coordination, par exemple se produire aussi rapidement que possible dans différentes combinaisons d'étapes. Ou vous poursuivez la balle de réaction, qui peut sauter à travers sa forme dans toutes les directions possibles. La discipline peut être bien apprise en ce qui concerne les sports d'équipe. Il doit y avoir une certaine discipline dans l'équipe afin de réussir ensemble. Et y pense encore et encore: Après l'entraînement, la relaxation et la récupération est très important pour la croissance musculaire et la motivation. Plus d'après plus à ce sujet plus tard.

Répartition de l'énergie dans le sport Que ce soit la natation, le jogging ou le football - les gens qui font du

sport régulièrement dans leur temps libre ont besoin de plus d'énergie que les autres. Une alimentation saine est essentielle. Selon le sport, les exigences d'une alimentation saine varient. Qui veut construire la masse musculaire, se nourrit différemment de quelqu'un qui veut former son endurance. Principaux facteurs que vous devez connaître pour pratiquer avec succès le sport : chiffre

d'affaires de base et de performance

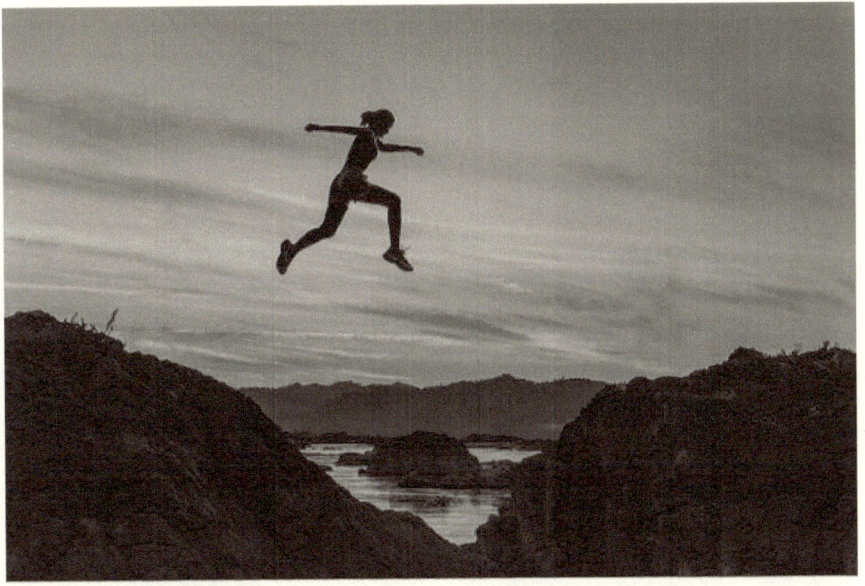

Néanmoins, le corps a besoin d'un apport alimentaire suffisant pour chaque activité physique pour répondre à ses besoins fondamentaux. La composition de la nourriture est cruciale. Tous les gens devraient manger une alimentation équilibrée et saine. Ainsi, un régime alimentaire doit être conçu pour contenir toutes les substances nécessaires par le corps. L'exigence d'énergie du corps résulte des ventes de base et d'énergie. Le taux métabolique basal indique la demande d'énergie que le corps utilise au repos avec des vêtements légers, comme pour le rythme cardiaque ou la respiration ainsi que le cerveau et la musculature. Il augmente avec le pourcentage de masse musculaire et dépend également de l'âge, le sexe et la taille. Toute activité physique supplémentaire, cependant, est ajoutée au chiffre d'affaires. Selon l'activité et la durée, il peut donc fluctuer. Les ventes de base et de performance jouent un rôle important dans nos vies, et donc aussi dans le sport. Les personnes qui font de l'exercice fréquemment ou même quotidiennement ont besoin de plus d'énergie et de nutriments, de sorte que la performance est plus élevée.

sur les besoins énergétiques pendant les sports

Quelles substances sont principalement consommées dans le sport dépend principalement de l'intensité de l'exercice et du type d'entraînement?

En bref, mais des activités intenses, le corps obtient ses besoins énergétiques principalement à partir de glucides. Lors du sprint, par exemple, le corps utilise principalement des glucides pour générer de l'énergie.

Ceux-ci sont stockés sous forme de glycogène dans le foie et les muscles comme glycogène musculaire ou comme substance de réserve. Les glucides doivent être pris quotidiennement par le régime parce que le corps en a constamment besoin. Selon les déclarations, les réserves de glycogène dans le foie ainsi que dans les cellules musculaires sont vidés en jusqu'à 24 heures.

Dans le sport, le corps a besoin de plus de glucides:

Parce que les activités intenses placent soudainement un lourd fardeau sur le corps, et le corps utilise d'abord le glycogène musculaire, qui est ensuite mobilisé comme réserve d'énergie des muscles et consommé par l'organisme.

Ceci est différent pour les activités persévérantes et plus durables :

Ici, le corps recourt principalement aux réserves de graisse. Si les glucides et les graisses sont absents du corps, les protéines dans le foie sont convertis en glucose, qui fournit également de l'énergie. Ce processus est appelé gluconeogenesis. Ce processus se déroule, par exemple, dans un régime pauvre en glucides.

Néanmoins, il existe un risque d'hypoglycémie, puisque dans certaines circonstances pas assez de protéines peuvent être converties. Un glucose inadéquat, à son tour, peut causer de graves problèmes.

Le résultat peut être des étourdissements, un manque de force, un manque de concentration et des nausées, ou même des évanouissements.

Avec un faible taux de sucre dans le sang, il peut également conduire à une augmentation du poids, puisque l'hypoglycémie conduit de plus en plus à des fringales connues et donc à un apport calorique excessif.

Cela peut à son tour conduire à un gain de poids indésirable. Parce que lorsque le stockage de glycogène musculaire est suffisamment rempli, les glucides supplémentaires sont convertis en graisses et stockés par le corps comme réserves de graisse.

Taux de sucre dans le sang

Vous l'entendez encore et encore. Ceci et que la nourriture est sous-optimale pour la santé, la figure est la condition physique du cœur, etc. En fin de compte, il n'y a qu'une seule chose en termes de faim. L'indice glycémique (IG) d'un aliment. Chaque aliment a un effet sur le taux de sucre dans le sang.

L'IG est la mesure de cet effet de sucre dans le sang. Cependant, l'indice glycémique n'est pas toujours fiable parce qu'il est basé sur un apport en glucides de 50g. Cette quantité de glucides doit d'abord être présente.

Exemple : carottes (l'indice glycémique est relativement élevé)

Mais attention: carottes / carottes ont environ 5g glucides / 100g

c'est-à-dire pour arriver à beaucoup de glucides 50g, je dois manger 1 kilo de celui-ci d'abord. Je ne pense pas.

En conséquence, l'IG n'est pas une déclaration parfaite sur l'augmentation réelle de la glycémie.

C'est différent avec la charge glycémique:

La charge glycémique (GL) se réfère au pourcentage spécifique de glucides dans un aliment. Il offre donc une meilleure valeur de comparaison.

Cependant, tout aliment qui contient des glucides a un certain effet sur les niveaux de sucre dans le sang. Ces aspects suivants affectent de manière significative laglycémie.

protéine:

Une teneur élevée en protéines dans un aliment retarde l'absorption et réduit ainsi l'effet croissant de la glycémie.

ce serait étonnant:

Plus un aliment est gros, plus un séjour dans l'estomac est long, ce qui montre également un effet abaissant sur le taux de sucre dans le sang.

Cuite, hachée, en purée, etc.:

Plus les glucides peuvent être digérés facilement dans les aliments, ou plus leur forme de chaîne peut être décomposée en leurs stocks individuels, plus la glycémie augmentera.

Fibre diététique :

Les fibres alimentaires inhibent également l'absorption des nutriments, ce qui entraîne une baisse du taux de sucre dans le sang.

Cette augmentation de sucre dans le sang active l'hormone insuline
L'insuline est une hormone de transport qui fournit des nutriments à nos cellules.

Ainsi, si nous mangeons du sucre par exemple (fournisseur d'énergie pure 100% glucides), le taux de sucre dans le sang augmente rapidement. L'insuline transporte les molécules de sucre dans nos cellules.

Maintenant, il n'y a plus de nutriments dans notre circulation sanguine, de sorte que le niveau d'insuline baisse parce que l'insuline a déjà fait son travail. Le résultat est une faim renouvelée, parce que l'apport alimentaire était si rapide à l'organisme, de sorte que notre corps n'a même pas remarqué qu'il y avait de la nourriture.

Boissons sucrées

Mais rarement quelqu'un grignote sur le sucre pur, parce que nous le buvons plus tôt. C'est mauvais. Parce que, par exemple, les boissons, comme le coke, le soda, le spritz effervescent contiennent généralement beaucoup de sucre, qui exactement l'effet décrit précédemment dans notre corps déclenche.

mon conseil:

S'il doit s'agit de boissons sucrées sucrées, veuillez les consommer pendant ou après un repas. Parce que les nutriments absorbés précédemment ou simultanément maintiennent le taux de sucre dans le sang constant plus longtemps et l'insuline sur la course.

Normalement, la glycémie d'un être humain devrait augmenter lentement et diminuer lentement à nouveau. Malheureusement, il est maintenant plus le cas que la glycémie augmente rapidement et tombe tout aussi rapidement. Cela déclenche tout comme mentionné ci-dessus un nouveau sentiment de faim, les envies.

On mange au lieu de boire. Nous devrions exécuter des recommandations de santé dans environ 2500ml de liquide, boire de l'eau au mieux. Si vous avez soudainement faim, même si le dernier repas n'a été pris que quelques minutes plus tôt, le corps a probablement besoin de plus de liquides qu'il n'a besoin de nourriture solide. Cette exigence de liquide ne devrait alors en aucun cas être payée avec des boissons sucrées.

influence

Nous le savons tous, peut-être pas nécessairement liés à la nourriture. Mais si vous faites quelque chose avec vos amis, il ne s'avère pas bien si vous faites ce que tout le monde fait. Donc renoncé. Je le sais toujours des cercles familiaux, quand je me maîtrise autour d'un café et d'un gâteau. C'est vraiment difficile parfois. Si d'autres ont quelque chose qu'ils n'ont pas, alors dans la plupart des cas c'est ce qu'ils veulent automatiquement. Donc,en termes de nutrition, quelques calories supplémentaires peuvent être facilement recueillies ici.

Odeur

C'est vraiment mauvais. Ceux qui sont plus étroitement impliqués dans le sujet savent que les boulangeries, les chaînes de restauration rapide et, dans certains cas, les restaurants avec certains arômes ou parfums attirent les clients. L'odeur de la nourriture a déjà conduit beaucoup à y accéder. À ce moment, le cerveau ne réagit qu'aux sentiments de plaisir que l'on ressent lorsque l'on perçoit une odeur séduisante. Tu le sais aussi. Maman fait des gâteaux au chocolat, toute la maison sent le chocolat, et tu as faim. De préférence, bien sûr, sucré, de préférence un morceau de gâteau de maman.

Faim et appétit

Suite à l'odeur ou plutôt en combinaison avec cela. J'ose dire que tout le monde est exposé à cette situation au moins une fois par semaine. Dans les études, il a été déterminé que c'est encore plus l'appétit qui nous pousse au réfrigérateur, plutôt que la faim réelle. différence:

Faim: Le corps a vraiment besoin de nutriments pour fonctionner correctement.

Appétit: Le corps est plein. Il n'a pas besoin de nutriments, mais nous pensons toujours à la nourriture.

Psyché / faible confiance en soi

La psyché joue un rôle dans de nombreux aspects du comportement alimentaire (plus sur ce sujet ci-dessous). Par cela est signifié que les gens, par exemple, se considèrent désespérés et pensent, puisqu'ils sont déjà gros, il ne peut pas s'aggraver et ils mangent plus qu'ils ont besoin.

Pour manger trop peu

Oui, c'est possible aussi. Notre corps a besoin d'une certaine quantité d'énergie pour soutenir ses processus. Il n'est pas possible de perdre du poids avec un déficit calorique élevé.

Le corps ne va que dans ses réserves, s'il le faut, c'est exact. Cependant, si trop peu de nourriture est fournie à l'organisme sous forme d'énergie, alors il va certainement s'accrocher à ses dépôts. L'essentiel est qu'il ralentit le métabolisme parce qu'il pense qu'il est dans une situation d'urgence.

Il est assez fatal de faire un régime zéro, où vous ne fournissez pas d'énergie à l'organisme. Pendant ce temps, vous perdrez à peine de la graisse et dès que vous mangez normalement à nouveau, le corps mettra sur les réserves de graisse. Il convient également de noter qu'en cas de manque extrême d'énergie, les performances diminuent, le manque de concentration et peut-être aussi les minéraux et les carences en vitamines se reproduiront.

Par conséquent, un déficit énergétique court d'environ 200kcal à un maximum de 500kcal devrait être contrôlé. Pour les athlètes ou les personnes généralement actives, il est également important de prêter attention à l'exigence accrue de protéines d'environ 2g / kg de poids corporel.

Les gens qui ne s'engagent dans aucune activité sportive n'ont pas à prêter plus d'attention à la nécessité de protéines, parce que l'Allemagne est généralement fourni avec suffisamment de protéines.

Néanmoins, les non-athlètes devraient, selon la Société allemande de nutrition (DGE) enregistrer 0,8g de protéines / kg de poids corporel. Protéines est également dit dans les études scientifiques qu'il favorise la combustion des graisses.

Comment exactement cela fonctionne est scientifiquement controversée:

Personnellement, je crois qu'en incluant toutes les substances spécifiquement utilisées dans l'industrie, comme les édulcorants et les arômes, nous avons oublié la véritable fonction de nos papilles gustatives et la région de notre cerveau responsable de la famine et de la satiété.

Ou que ces fonctions sont tout simplement bloquées par l'approvisionnement alimentaire élevé et la variété de substances chimiques nouvellement découvertes que nous ne sommes tout simplement pas habitués à notre passé passé.

Cependant, à la fin, il s'agit de nourrir le corps qu'il n'a pas besoin, et nous ne nous rendons compte que trop tard lorsque l'or de la hanche connue s'installe.

Qu'est-ce qui détermine la faim et la satiété?

Probablement le premier point le plus évident, la capacité de notre estomac. Ceux qui ont tendance à manger de petits repas tout au long de la journée ne renoncent pas à leur estomac.

Par là, je veux dire que cette personne est moins susceptible d'avoir faim ou de manger moins pour atteindre la satiété. L'estomac est élastique et peut s'adapter à la quantité de remplissage.

Celui qui fourre de grandes quantités en lui-même, obtient un plus grand estomac, parce qu'il se développe à la taille requise. Mais ne vous inquiétez pas de qui il devrait être. Je suis aussi l'un d'entre eux et je peux vous rassurer. Si vous prenez de plus petites tailles de portion encore pendant un certain temps, le volume d'estomac peut diminuer en conséquence. En plus de l'estomac, notre cerveau joue également un rôle majeur.

Il convient de noter que certains événements n'ont été que partiellement confirmés scientifiquement et que certains aspects sont considérés plutôt théoriquement ou soupçonnés.

Vous en savez déjà beaucoup sur ce sujet, mais pour étudier ce problème, il y a encore un manque de recherche.

Une constatation qui a été faite est qu'il amortit la sensation de faim de l'activité sportive. Avec un degré élevé de probabilité, vous avez déjà réalisé que vous-même.

Cet effet remonte à ce que l'on appelle les endorphines, que nous obtenons, pour ainsi dire, comme une récompense pour la performance athlétique ou des activités intenses.

Ceux-ci sont libérés par le corps. Un autre aspect souvent moins perçu est l'humeur actuelle. Cependant, l'effet est très intéressant, car chaque personne répond individuellement dans chaque humeur.

Alors que certaines personnes ne peuvent rien manger, par exemple, lorsqu'ils sont excités, les autres pelletent de la nourriture en elles-mêmes pour se distraire.

Le même principe s'applique alors au chagrin, à l'inquiétude, à l'anxiété et à la consolation. Souvent, on a dans des situations tendues le désir de bonbons.

Inconsciemment, le corps sait que les glucides se trouvent dans les aliments sucrés, qui, selon la science, élever l'humeur, car ils soutiennent la capacité du corps à produire de la sérotonine.

La sérotonine est une hormone qui arrête l'humeur, il est également dérivé de l'acide aminé tryptophane. Un autre facteur important est la mémoire.

Toute personne qui a souvent mangé ceci et cela comme un enfant, se sent familier avec la nourriture ou la nourriture, et aime donc manger des repas qu'il connaît déjà et aime.

En outre, il convient de mentionner une région du cerveau, l'hypothalamus. Dans ce secteur du cerveau, il y a une autre région qui détermine la faim et la satiété. Il convient de noter que l'émanant de là saturation signaux non pas le bilan énergétique, de sorte que les calories enregistrées, mais la taille de la nourriture consommée.

Les signaux sensoriels de la bouche, du nez, du pharynx et de l'œsophage favorisent les stimuli de l'apport alimentaire, mais sont également impliqués dans l'arrêt. Les signaux apparaissant réellement de la saturation prennent en compte, comme déjà mentionné ci-dessus, le niveau de l'estomac, mais aussi l'étirement de l'intestin. Pendant l'ingestion, l'hypothalamus mesure le niveau actuel de sucre dans le sang.

Avec l'effet croissant en conséquence, les signaux du centre de saturation sont renforcés, et en même temps le sentiment de faim est mis en sourdine. Après avoir terminé ce processus, le sentiment de saturation vient enfin.

Cependant, cette fonction du cerveau, ou en fait le sentiment que vous êtes vraiment fatigué, prend plus de temps à étudier que la plupart des gens mangent.

Donc, si vous descendez la nourriture et la nourriture plutôt que de prendre votre temps pour manger, il est facile de se retrouver sur la famine.

Brûlure de graisse dans l'entraînement d'endurance :

Si l'intensité de l'exercice est plus faible, la proportion de glucides qui sont convertis pour une diminution adéquate de l'approvisionnement en énergie.

C'est particulièrement le cas avec les sports d'endurance dans lesquels le corps n'est pas accablé. Par exemple, pour les promenades plus longues.

Le corps tire alors son énergie principalement de la combustion des graisses ou de façon optimale des dépôts de graisse déjà créés.

Le processus de combustion des graisses:

Ce processus est aérobie, c'est-à-dire la consommation d'oxygène.

Grâce à un entraînement d'endurance ciblé, la combustion des graisses peut être entraînée :

Les mitochondries responsables du métabolisme dans les cellules musculaires respectives augmentent avec le temps et peuvent mieux convertir les acides gras lorsque l'oxygène est fourni. Malheureusement, cet effet ne se produit qu'après plus d'un mois de formation.

Quels que soient les objectifs poursuivis par les athlètes, les règles nutritionnelles s'appliquent, qui font du sport une composante adaptée et saine de la vie.

Comme nous l'avons déjà mentionné, les glucides pris avec les aliments sont nos principaux fournisseurs d'énergie.

Environ la moitié des besoins énergétiques quotidiens devraient être satisfaits par les glucides au cours d'activités intenses et les athlètes, car ils sont les sources d'énergie les plus importantes pour les activités mentales et sportives.

Ils sont stockés sous forme de glycogène entre autres dans les muscles.

Pendant l'exercice, ces réserves sont utilisées pour fournir l'énergie nécessaire le plus rapidement possible. Par conséquent, avant et pendant l'exercice, les athlètes devraient porter une attention particulière à assurer des niveaux adéquats de glucides.

Régime riche en glucides

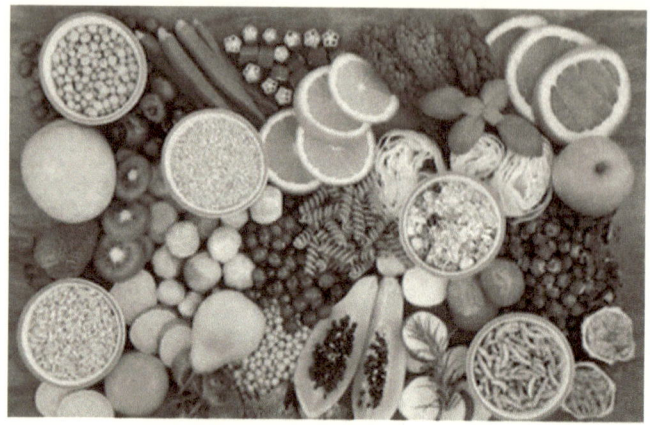

Par repas riche en glucides avec, par exemple, des pâtes ou du riz avec un intervalle de temps d'environ trois heures avant l'entraînement, cela peut être garanti.

Les petits fournisseurs de glucides tels que les bananes ou les fruits secs peuvent également être consommés juste avant le sport parce qu'ils ne mettent pas trop de pression sur la digestion et l'organisme peut se concentrer si complètement sur l'activité / formation. La seule exception sont les figues, parce qu'elles contiennent beaucoup de fibres, ce qui pourrait entraver le corps pendant l'activité physique.

Pour que le corps puisse se régénérer, il faut prendre soin de reconstituer suffisamment le réservoir de glucides après l'entraînement. Optimal voici les aliments qui libèrent rapidement de l'énergie.

À cette fin, les aliments à indice glycémique élevé sont remis en question, comme les produits à base de farine blanche et les produits contenant du sucre. Il est préférable d'ajouter du sucre sous une forme pure après une longue activité sportive, c'est-à-dire le glucose, le dextrose.

<u>*Mais attention:*</u>

Beaucoup d'athlètes récréatifs surestiment leur consommation d'énergie et prennent ensuite après le sport trop de calories.

Cela conduit alors à des revers indésirables:

Les glucides, que le corps ne peut pas utiliser immédiatement, il convertit comme mentionné ci-dessus dans les graisses et stocke cela comme réserves de graisse.

Les aliments riches en glucides appropriés sont :

produits à grains entiers

nouilles

Pommes de terre ou fruits et légumes

Tous ces aliments non seulement fournir de l'énergie, mais aussi fournir au corps avec suffisamment de fibres, vitamines et minéraux. Ceux-ci sont essentiels pour un mode de vie sain.

Protéines pour la croissance musculaire

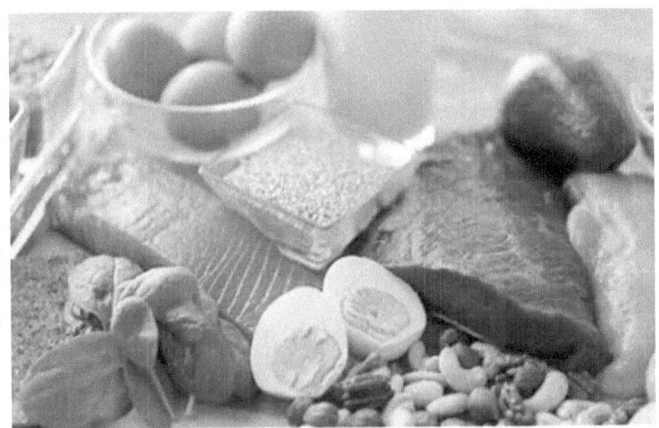

Comme vous l'entendez encore et encore, les protéines sont d'une grande importance pour la construction de nouvelles cellules musculaires. Ils sont les éléments constitutifs de chaque cellule et absolument essentiels pour la croissance musculaire ou la croissance. Les athlètes de force et d'endurance devraient prêter attention à un apport suffisant en protéines pour atteindre leurs objectifs.

Pour les adultes en bonne santé moyenne, un apport de 0,8 grammes par kilogramme de poids corporel est considéré comme suffisant par la Société allemande de nutrition. Les médecins du sport, d'autre part, tendent vers des valeurs plus élevées de 1,6 jusqu'à une limite maximale de 2 grammes par kilogramme de poids corporel.

Le rôle des protéines pour les athlètes a longtemps été largement surestimé :

Un apport surmodu de protéines ne produit pas de meilleurs résultats. Une trop grande quantité de protéines est convertie par l'organisme avec un apport calorique total trop élevé en gras.

Mais il peut même conduire à des problèmes beaucoup plus graves:

Selon les déclarations scientifiques, une consommation excessivement élevée de protéines peut entraîner des risques accrus de lésions rénales, car les produits finaux métaboliques qui en résultent doivent être éliminés de l'organisme par l'intermédiaire des reins et peuvent être endommagés par une surutilisation.

Quelles protéines conviennent-elles?

En général, il faut prêter attention à un mélange équilibré de protéines animales et végétales. Il est recommandé de couvrir les 2/3 des protéines à absorber par la quarantaine de la plante.

Car bien que les protéines animales soient plus précieuses ou mieux utilisables par le corps que les protéines végétales, il est conseillé de ne pas en absorber plus de 50 pour cent.

Les protéines animales peuvent augmenter le taux de cholestérol, fournissent souvent d'autres produits environnementaux nocifs ou *même des résidus d'antibiotiques après l'utilisation, et sont souvent couplées avec la consommation de graisse.*

Pour de nombreux athlètes, les produits animaux appropriés sont les œufs, le poisson, la viande faible en gras et les produits laitiers faibles en *gras. Les protéines végétales se trouvent principalement dans les produits céréaliers, les légumineuses, les noix et les pommes de terre.*

ce serait étonnant

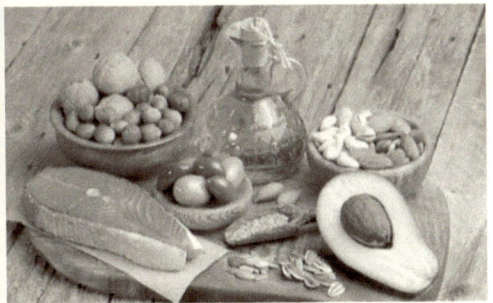

Malgré sa mauvaise réputation, la graisse est une composante vitale du corps. Il sert de tapisserie d'organes, de réserve d'énergie et de transporteur d'importantes vitamines liposolubles (E, D, A, K) dans le corps.

Bien qu'il soit recommandé que les athlètes réduisent la quantité de graisse dans leur alimentation en faveur des protéines et des glucides, l'abstinence totale serait malsaine et très mauvais pour les processus métaboliques de notre organisme.

Environ 30 pour cent de la nécessité d'énergie devrait être absorbée par chaque athlète sous forme de graisses.

Semblable aux protéines, ici aussi:

La graisse n'est pas seulement grosse. C'est une question de qualité!

Les graisses animales contiennent principalement des acides gras saturés, ce qui peut augmenter les taux de lipides sanguins et les niveaux de cholestérol.

Les experts recommandent donc une consommation modérée de produits animaux, en règle générale est une consommation d'au plus deux à trois fois par semaine.

Les acides gras insaturés, qui sont principalement présents dans les noix, les légumineuses et les huiles végétales, devraient être préférés dans un rapport de trois pour un.

Les acides gras oméga-3 sont d'une grande importance pour les athlètes et les gens en général.

On dit que ces acides gras ont amélioré la régénération et un effet anti-inflammatoire.

Ces acides gras sont inclus, par exemple, dans les poissons gras comme le saumon ou les noix, ainsi que les graines de lin et de.

liquide:

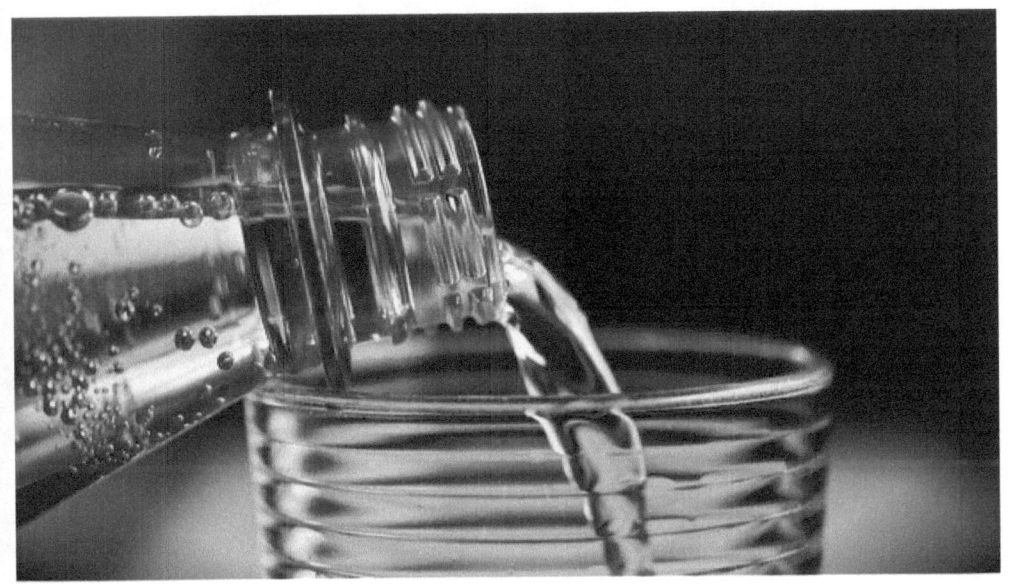

La consommation d'alcool est essentielle dans le sport et a donc la plus haute priorité :

Grâce à des activités sportives, le corps perd du liquide. L'arrière-plan est la consommation d'énergie plus élevée, qui est largement convertie en chaleur. Pour éviter la surchauffe, le corps transpire fluide.

Ce liquide libéré s'évapore sur la peau et refroidit le corps de cette façon. Le corps peut perdre jusqu'à deux litres de liquide de cette façon à une heure d'effort.

Cette perte de liquide doit être retournée à l'organisme par une consommation suffisante de boissons pour ne pas se déshydrater.

Lorsque le corps devient déshydraté, le sang et les tissus sont privés de liquide.

Le résultat est une diminution du débit du sang, qui peut conduire à une sous-approvisionnement des cellules avec de l'oxygène.

Conséquences d'une déshydratation prononcée

En raison de la perturbation circulatoire limite la capacité de l'organisme et des vomissements, des crampes musculaires, des problèmes respiratoires et des étourdissements menaçant de s'évanouir.

C'est pourquoi il est extrêmement important de boire suffisamment pendant et même après une activité sportive intense. Un adulte a besoin d'environ 2,5 litres par jour.

Selon la charge athlétique et les circonstances liées à la chaleur, ce besoin doit être ajusté en conséquence. Logiquement, à 30 oC, vous devriez ajouter beaucoup plus de liquide qu'à des températures plutôt froides ou agréables. L'essentiel est d'assurer une hydratation adéquate.

Que devriez-vous boire?

Les athlètes sont recommandés par les experts de boire environ toutes les 20 minutes 100 à 200 millilitres de liquide.

La boisson est dans le meilleur des cas pas plus frais que 25 degrés Celsius, sinon l'énergie doit être dépensée par l'organisme pour chauffer la boisson à la température du corps. Soit dit en passant, dans un régime alimentaire c'est un excellent moyen de brûler quelques calories supplémentaires. En plus, le métabolisme est stimulé par la consommation de liquides froids.

Pour revenir aux activités sportives :

C'est l'eau minérale idéale, car elle peut apporter les minerais rincés avec le soutien de la carbonatation à nouveau. Les spritzers de jus sont également de bons fournisseurs liquides, leur fournissant des électrolytes aussi bien que l'énergie sous forme de jus de fruit. La science, même après l'exercice, donne aux athlètes la permission de consommer de la bière sans alcool parce qu'elle a un effet isotonique.

Aussi bon est un spritzer de jus de pomme avec une petite partie de jus de pomme doux naturel mélangé avec un peu d'eau minérale.

Vitamines et minéraux- petits mais puissants!

Fondamentalement, les athlètes récréatifs n'ont pas nécessairement besoin de plus de minéraux que les gens qui ne font pas d'exercice régulièrement.

Alors que le corps perd des minéraux solubles dans l'eau et des vitamines pendant l'exercice, une carence n'est pas en mesure de se produire normalement. Néanmoins, la considération devrait être donnée à la prise proportionnelle des oligo-éléments et à la prise assurée de calcium.

Les besoins supplémentaires des athlètes en ce qui concerne les vitamines et les minéraux peuvent généralement être très bien réglementés par l'apport alimentaire, car avec une légère carence l'appétit assure déjà que les nutriments correspondants sont simplement absorbés.

Pour les athlètes qui repoussent leurs limites, surtout pour les athlètes professionnels et compétitifs, les choses semblent un peu différentes. Un manque de vitamines et de minéraux peut certainement limiter leurs performances et compensée par la consommation de fruits, légumes et eau minérale et, si nécessaire, des compléments alimentaires.

Les objectifs dans le sport

<u>*Dans le sport, nous voulons exactement 3 choses:*</u>

Améliorer la santé ou, en d'autres termes, être en forme, perdre du poids ou de construire des muscles. Si vous vous êtes fixé l'objectif de perdre du poids, vous devez brûler plus de calories que vous vous nourrissez. Le sport peut être, ou est une très bonne option.

<u>Ces sports brûlent beaucoup de calories:</u>

Il convient de noter, cependant, que pour le calcul des valeurs des hommes de données avec une taille de 183 centimètres, 80 kilos et un âge de 30 ans est supposé, chez les femmes, cependant, une hauteur de 165 centimètres, un poids de 60 kilogrammes et aussi un âge de 30 ans.

Comme c'est généralement le cas avec les données caloriques, les résultats des calculs s'élèvent à une heure d'exercice chacun.

Natation (crawling)

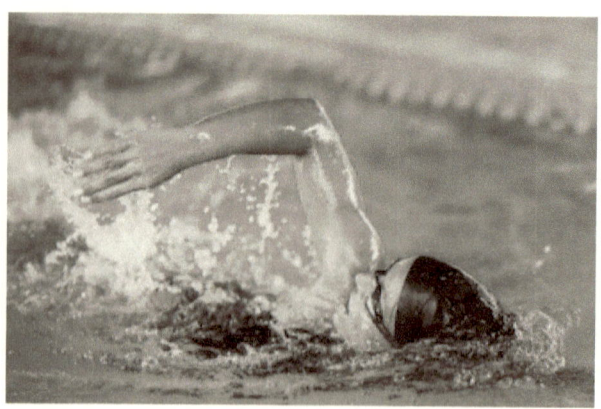

Crawling est probablement le plus rapide et en conséquence une technique de natation difficile, mais elle peut certainement apprendre avec un peu de pratique. Il est important de toujours prêter attention à une technique propre pendant l'entraînement.

Mais la motivation existante et la volonté de fer pour toujours améliorer votre propre style de natation, payer complètement.

La natation n'est pas seulement un tueur de calories, mais aussi un sport très esthétique:

Les professionnels l'apportent à une performance d'une nage allant jusqu'à cinq kilomètres à l'heure.

Dans ce sport, les muscles et l'endurance sont formés sans accabler les articulations et le dos, tandis que théoriquement l'excès de graisse corporelle disparaît d'elle-même.

Mais ce n'est pas tout:

La natation renforce non seulement le muscle cardiaque et assure des veines bien-sang, et une meilleure concentration, il est comme mentionné ci-dessus, un sport particulièrement esthétique dont la maîtrise peut même sauver des vies en cas d'urgence.

La consommation de calories est chez les femmes avec: environ 500 calories Hommes: environ 650 calories

Cyclisme (jusqu'à 26 kilomètres à l'heure)

En fait, les avantages du cyclisme sont évidents :

Le vélo soulage les articulations, entraîne les muscles des jambes et des fesses, est à l'extérieur en plein air et convient à tous les groupes de personnes, quel que soit le niveau du sport.

Jeune, vieux, en forme, débutant - le cyclisme est un vrai sport universel

Même les gémissements ou les personnes en surpoids sont généralement plus enthousiastes au sujet du cyclisme que le jogging ou les sports musculaires. En faisant du vélo, vous obtenez également comme mentionné ci-dessus un muscles des jambes prononcée et le cul croquant est presque libre sur le dessus.

Comme pour la course à pied :

Commencer tranquillement, puis augmenter progressivement, après tout, il faut beaucoup de formation pour se détendre pendant une heure à une vitesse de 26km / h.

Mais alors vous êtes en termes d'équilibre calorique et de combustion des graisses à une heure d'utilisation de la moto très loin devant.

Femmes : environ 600 calories Hommes: environ 800 calories

Presque comme le vélo, mais pas dans l'air frais:

filage

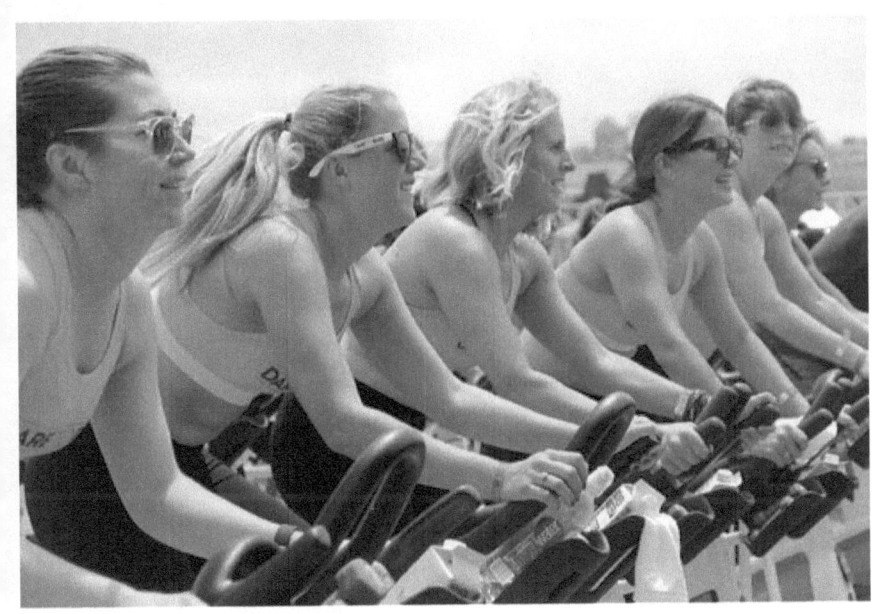

Il n'y a guère un sport qui laisse une sueur - et beaucoup disent plus heureux - que la filature.

Il n'est pas rare que les instructeurs de cours transforment leurs unités en une véritable fête et créent de la motivation en fournissant à leurs participants des effets de lumière, un soutien musical et des friandises de motivation proclamées bruyamment.

Un autre avantage de la filature:

C'est tellement engageant qu'il n'y a pas de temps pour les ruminations, et des cours supplémentaires sont souvent offerts dans leurs propres studios.

Cela peut être si excitant que les athlètes viennent dans un flux de précipitation tout en tournant. Dans le même temps, le système cardiovasculaire est amené à un bon départ.

Seul inconvénient de ce sport:

Spinning est - tant que vous n'avez pas une cave de sport privée - dans la plupart des cas liée à une salle de gym ou un événement.

Les femmes brûlent : 640 calories Hommes : 860 calories

Bien sûr, la consommation de calories dépend de l'intensité lors de la rotation.

Les valeurs de cet article sont basées sur des informations du Compendium des activités physiques.

Course à pied (12 kilomètres à l'heure)

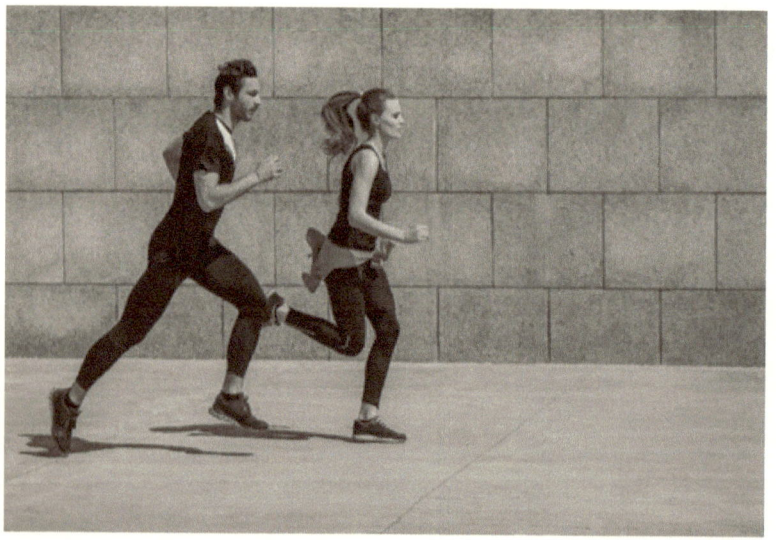

En termes d'endurance et d'entraînement en condition et le sujet de la « combustion des graisses », la bonne vieille course reste invaincue.

En outre, la course à pied est évidemment l'un des sports les plus faciles jamais.

En principe, correspondant chaussures de course et une piste pour exécuter jogging débutants devrait mieux pas à partir de maintenant à demain comme le fou sprint, sinon vous êtes à bout de souffle après un court laps de temps, et ne son système cardio-vasculaire avec elle aucune faveur.

Un vrai sport partenaire, ou même un sport de groupe !

Mais biensûr, il s'applique toujours:

Commencez à courir assez lentement et augmentez le rythme avec soin et patience. La motivation est essentielle ici, donc même si ce n'est pas si agréable à l'extérieur, il peut même pleuvoir, apprivoiser le bâtard intérieur.

Femmes : 682 calories Hommes: 921 calories

Pas aussi facile qu'il puisse sembler à première vue:

saut

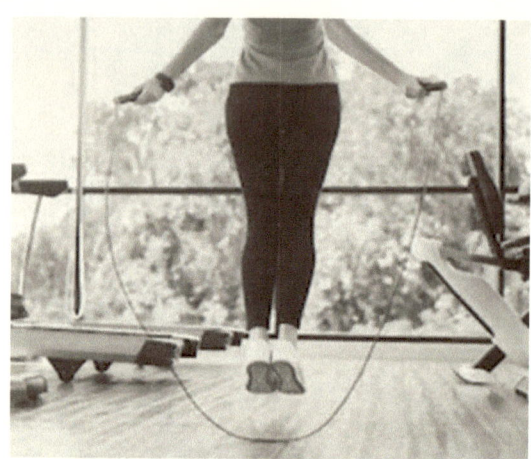

Ce que nous savons tous encore comme plaisir récréatif de l'enfance ou les sports scolaires, s'avère être l'un des plus grand tueur de calories jamais.

Et tout ce que vous avez besoin est une corde adaptée pour sauter et quelques jambes saines.

Il est préférable d'allumer une musique vivante et il va presque par lui-même.

Depuis quelques années, le saut à la corde a été la conquête des studios de fitness sous le nom "Rope Skipping" et jouit d'une popularité croissante.

Fais attention!

Le saut à la corde n'est pas pour les personnes obèses ou autrement malades. Toute personne qui est (encore) aux prises avec l'obésité ou des problèmes articulaires, devrait, le cas échéant, lentement et prudemment lent essayer le saut à la corde (environ 2 à 3 fois par semaine pendant 5 minutes) et en tout cas pour prévenir les séquelles possibles avant de voir un médecin,

Les machines de remise en forme, qui peuvent vraiment pratiquer la corde de saut pendant une heure à la fois, sont récompensées avec des chiffres presque incroyables de consommation de calories.

Femmes : environ 680 calories Hommes: environ 900 calories

Le sport comme médicament :

Le sport est déjà considéré par de nombreux opérateurs comme un remède ou mieux une sorte de médicament.

Où il est toujours dit: "Le sport est assassiner"

Pourquoi?

Pourquoi le sport est le meilleur remède

Dans l'histoire du développement humain, le mouvement a joué un rôle central depuis sa création. Les chasseurs et les cueilleurs de la préhistoire se déplaçaient beaucoup et intensivement chaque jour.

Ils couraient surtout sur de longues distances;ils ont grimpé des arbres et des rochers et nagé. C'est pourquoi notre corps est toujours adapté au mouvement aujourd'hui, pas assis ou couché.

Incréments recommandés de 10 000 pour une journée.

S'il vous plaît garder à l'esprit:

Les propres systèmes de notre corps tels que les os et les muscles ne sont fournis avec les nutriments nécessaires que s'ils sont déplacés et chargés à intervalles réguliers.

Les stimuli de stress servent ainsi à maintenir la santé et la forme physique du corps. Et cela s'applique à tout âge.

Cela nous arrive lorsque nous ne faisons pas de sport :

Certaines choses régressent littéralement, par exemple le système squelettique:

Le cartilage articulaire a des fonctions importantes dans l'amortissement et le glissement d'une articulation. Il assure le bon fonctionnement des mouvements mécaniques.

Il dépend du mouvement pour bien travailler. Si nous ne bougeons pas, le tissu cartilagineux se forme en arrière. Le résultat est une arthrite douloureuse dans laquelle les os de l'articulation se frottent les uns contre les autres.

Mauvais, mais pas tout:

Nous devenons de plus en plus gros.

L'homme est par nature un animal en mouvement et prêt à survivre. C'est pourquoi notre corps s'efforce toujours de créer des réserves de graisse, de sorte que l'énergie nécessaire est également disponible pour les urgences possibles se produisant.

Bien sûr, il met ces réserves principalement quand nous nous déplaçons un peu. Bien sûr, ils sont à peine consommés, voire pas du tout, mais stockés sous la forme de graisse corporelle disgracieuse externe.

Les performances diminuent considérablement.

Cette perte n'est pas due au vieillissement biologique, mais uniquement à un mode de vie inactif :

Lorsque la musculature de notre corps n'est pas stimulée, nous perdons 20 à 40 pour cent de notre masse musculaire entre 20 et 70 ans, et l'endurance diminue. Selon la recherche, cela se produit à partir de l'âge de 30 ans et diminue jusqu'à 15 pour cent par décennie.

En revanche, regardez ce qui se passe lorsque nous faisons du sport:

Pourquoi le sport est vraiment le meilleur remède

Des études scientifiques ont montré que les personnes âgées peuvent atteindre le niveau de performance d'un jeune de 20 à 30 ans non formé grâce à un entraînement de musculation ciblé.

Il en va de même pour l'endurance. Ceux qui s'entraînent régulièrement bénéficient après un certain temps de tous les effets positifs - quel que soit l'âge d'entrée. L'entraînement régulier protège contre les crises cardiaques et les accidents vasculaires cérébraux, stimule le métabolisme, maintient l'esprit en forme, renforce les os, prévient les chutes, assure un meilleur sommeil, améliore l'humeur et prolonge la vie.

Qu'arrive-t-il exactement à notre corps en faisant du sport?

D'une part, le cerveau est mieux approvisionné en sang et en oxygène. Cela augmente à son tour la concentration et augmente ainsi notre capacité à penser.

Le cœur devient plus puissant. Il faut moins d'impact pour pomper plus de sang dans les vaisseaux. Cela réduit la pression artérielle et la fréquence cardiaque au repos sur le long terme.

Grâce au sport, le volume pulmonaire augmente. Donc,plus d'oxygène par respiration pénètre dans le corps. En conséquence, plus de dioxyde de carbone est éliminé. En outre, le corps de la dégradation des polluants plus facile, diminue ainsi selon des études scientifiques, par exemple, le taux de cholestérol.

Le sport active les défenses du corps. Un système immunitaire fort rend le corps plus résistant aux infections. La circulation sanguine contient plus de cellules tueuses saines, de sorte que les germes et les débris cellulaires peuvent être mieux transportés.

La musculature se construit grâce à la formation. Les muscles forts soulagent les articulations et les protègent de l'usure. Et plus les muscles sont actifs, plus le métabolisme des graisses est stimulé - avec un effet durable sur la réduction des réserves de graisse, et une grande figure esthétique du corps.

En outre, l'exercice est la meilleure protection contre l'ostéoporose et l'arthrose. Grâce à une pression constante et des charges de tension, la substance est préservée - les os sont à nouveau solides et élastiques en même temps. En outre,les dommages articulaires et les crampes sont contrecarrées.

Il a été démontré que le risque de développer une pression artérielle élevée, une maladie coronarienne, du diabète sucré de type II, de l'obésité, un cancer du côlon ou des problèmes de dos diminue.

Le sport vous rend heureux. Ceux qui pratiquent le sport augmentent la quantité de sérotonine et d'autres messagers tels que la dopamine, l'adrénaline et la noradrénaline. La sérotonine est souvent appelée hormone du bonheur, car elle éclaircit l'humeur.

Les mouvements rythmiques constants pendant l'entraînement ont également un effet positif sur la psyché.

Mais la vraie question n'a pas encore été répondu:

Pourquoi le sport est-il le meilleur remède maintenant?

Plus d'exercice - plus de santé!

En tant qu'êtres biologiques, nous avons dû nous adapter à de nouvelles circonstances encore et encore au cours de l'évolution. Nous avons maintenu cette capacité jusqu'à aujourd'hui.

Notre corps est une véritable merveille et il a une qualité très particulière : son incroyable adaptabilité.

Pour que notre corps puisse bien fonctionner aussi longtemps que possible, il veut et doit être déplacé et accablé. En fait, plus nous les défions, meilleurs nos systèmes biologiques fonctionneront.

Parce qu'ils continuent ensuite à s'optimiser aux exigences auxquelles nous les exposons. Par conséquent, nous pouvons continuellement améliorer nos performances en exigeant des avantages réguliers de notre corps :

Si nous courons régulièrement, par exemple, nous pouvons progressivement améliorer notre temps, et si nous faisons de la musculation, nous pouvons également augmenter la charge au fil du temps.

Presque personne ne remet en question l'effet positif du sport. Pour la plupart des gens, la question est beaucoup plus:

Pour quelle raison ne fais-je pas de sport, même si je sais que ce n'est qu'un avantage?

Imaginez cette question dès maintenant, n'y pensez pas, fermez le livre et bougez.

Tu peux le faire. Tout le monde peut le faire. N'y pensez pas trop, alors vous ne trouverez pas d'excuses.

Exercez vos jambes!

Je suis désolé, mais un excellent exemple de cela sont les athlètes de force ou les athlètes en général qui ont toujours appuyer pour chaque séance d'entraînement jambe.

Oui, ça fait mal, ça peut aussi être plus épuisant que l'entraînement d'autres groupes musculaires, mais c'est tellement important.

Les jambes sont le plus grand groupe musculaire du corps humain.

En conséquence, un stimulus musculaire de ces muscles libère également beaucoup d'hormones de croissance ou de testostérone.

Les bâtiments / bâtiments commencent également par la fondation. Les jambes stables vous donnent une base stable. Les athlètes ayant les jambes musculaires, selon certaines enquêtes, se sentent également plus confiants et plus forts que ceux qui n'ont pas une base stable, c'est-à-dire une musculature des jambes prononcée.

Comme un autre point, je peux seulement dire qu'il n'a tout simplement pas l'air agréable quand un large corps supérieur domine l'esthétique globale, et de la ceinture vers le bas deux échasses minces juste pour pouvoir soulever sa charge.

Les règles les plus importantes pour des sports sains

Passons aux résultats scientifiquement fondés de cette déclaration :

Tant de sport est optimal pour rester en bonne santé et ne pas surcharger le corps:

Les règles pour des sports sains :

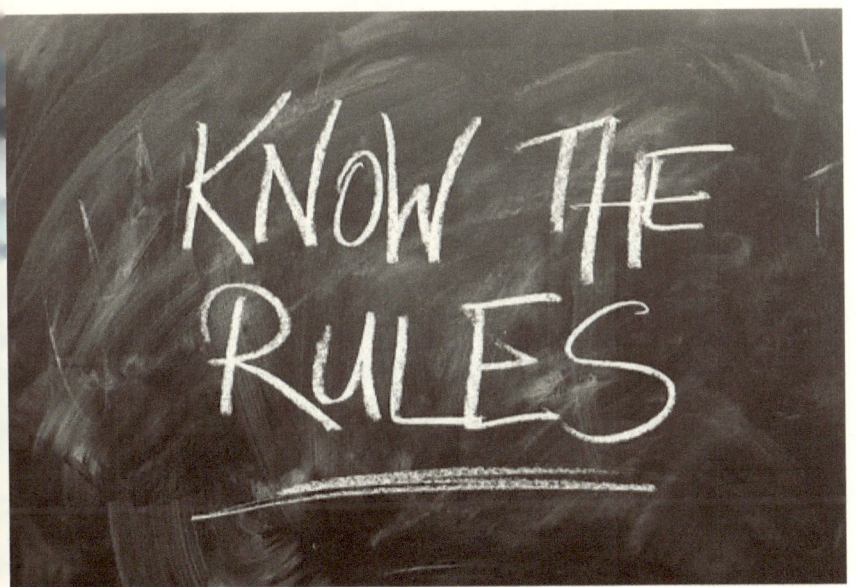

1.

En aucun cas s'entraîner quand vous êtes malade! Toujours vous foiré complètement. Une infection piégée peut même attaquer le cœur dans des cas extrêmes.

deuxième

Exercez votre force et votre endurance en alternance. Après un changement dans la formation, le corps peut mieux se régénérer et la régénération est un élément important, si ce n'est la composante principale de la condition physique.

troisième

La régénération, importante en combinaison avec un entraînement régulier, est une régénération optimale entre les séances d'entraînement.

Cela signifie essentiellement:

Dors bien! Le corps fonctionne quand nous dormons, parce que la nuit notre corps complète un programme complet de réparation et de travaux de construction.

Bien sûr, pour qu'il se régénère complètement, nous devons lui fournir une sélection saine et variée d'aliments avec des nutriments précieux.

Pour chaque type d'exercice, le dicton s'applique:

Toujours mettre la qualité avant la quantité,

c'est-à-dire l'exécution propre des exercices à accomplir, a la priorité absolue! Surtout avec un entraînement intensif en force!

Des mouvements mal exécutés en raison de la fatigue ou du manque de concentration sont toujours associés à un risque accru de blessures. Très important est également de garder son ego à un certain niveau. Je sais par expérience personnelle que ce n'est pas toujours possible, mais il faut prendre soin de ne pas se surestimer afin de prévenir les blessures graves.

Que peut-on dire de l'importance du facteur sportif pour notre santé?

Le sport est extrêmement important.

Comme nous l'avons déjà mentionné, notre corps est constamment axé sur le mouvement. Pour être en bonne santé et rester en bonne santé, nous avons besoin d'une certaine quantité d'exercice.

Sans nous déplacer ou faire du sport, la santé n'est pas concevable. Alors ni notre système cardio-vasculaire ni notre système musculo-squelettique ne fonctionneront. Soit dit en passant, la coordination motrice ne fonctionnerait pas du tout.

Il est vrai que les articulations ont besoin de la pression mécanique pour leurs soins.

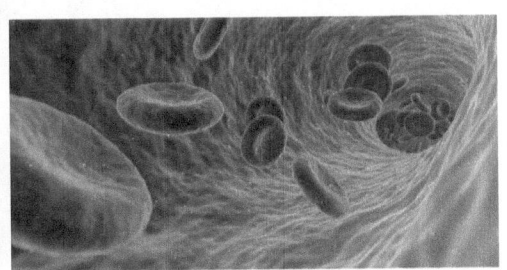

De combien d'exercice avez-vous besoin?

Expert en entrevue

Déclarations d'experts sur le sujet:

Le professeur Wolfgang Rah est directeur de l'Institut des sciences du sport et du sport à Bonn. Il étudie, entre autres, les effets du sport- à la fois sur le plan de la santé et du social.

Nous avons besoin d'environ une demi-heure d'exercice par jour. Avec deux heures d'exercice physique par semaine, le risque de crise cardiaque peut être réduit d'environ 25 pour cent.

On suppose que 2 heures de sport par semaine sont considérées comme le minimum absolu pour assurer une bonne santé.

Est-il possible de faire trop de sport?

Surentraînement - Un camion a roulé sur vous et engage l'engrenage inverse.

les avantages entre le sport et la santé ne sont pas alignés. Moins c'est souvent plus.

Les études évaluées suggèrent que l'effet de promotion de la santé de l'exercice est entre deux et sept heures par semaine.

Ceux qui font plus d'exercice aggraveront les avantages pour la santé qu'ils causent et peuvent même nuire à leur corps. Bien sûr, le risque de maladie cardiaque peut augmenter en conséquence.

Il faut dire qu'avec un approvisionnement optimal en nutriments, une évaluation médicale et un sommeil suffisant et d'autres mesures de régénération, peut-être encore plus de performance peut être nécessaire et fourni par le corps. Bien sûr, glisser dans une phase de surentraînement dépend aussi du niveau d'entraînement de l'individu, ainsi que le stress exercé pendant les sports ou l'entraînement, c'est-à-dire l'intensité.

Les débutants ou les personnes qui n'ont rien fait au départ bénéficient le plus de l'exercice. Les gens qui commencent à faire de l'exercice ou à renforcer leurs muscles obtiendront rapidement leurs premiers résultats.

Mais il est clair que toutes sortes de sports et d'exercice sont mieux que assis inactif sur le canapé. Avec peu d'effort, un grand succès peut être atteint. Plus tard, cependant, vous devez investir un peu plus, surtout quand il s'agit de construire la masse musculaire.

Qu'en est-il du sport dans la vieillesse?

Etre jeune et dynamique pour toujours ne fonctionne pas.

Avec le temps, c'est-à-dire, avec l'âge, vous perdez votre performance biologique. Le déclin de la deuxième moitié de la vie est d'environ un pour cent par an de la vie - à la fois formés et non formés. Des études scientifiques montrent que l'activité physique régulière peut augmenter la condition physique par rapport aux personnes inactives du même âge, ce qui les rend biologiquement plus jeunes.

De là, il est clair qu'il n'est pas étonnant pour 20 ans, senti 60 de rester.

Une personne active peut vraiment avoir le même niveau de forme physique qu'une personne plus jeune de 20ans.

C'est un facteur crucial pour la qualité de vie. Il s'agit également, par exemple, de savoir si et quand devenir dépendant des soins. La génétique joue également un rôle clé dans ce point.

Y a-t-il une limite à l'augmentation des performances sportives?

Non, il n'y a pas de limite - "L'âge n'est qu'un nombre"

Certaines études ont été menées dans des maisons de retraite et des résidences pour personnes âgées - cela se révèle

Il a été exécuté exactement deux fois par semaine pour toutes les 60 minutes de sport. Ce fut le cas pour tous ceux qui ont réalisé des gains de forme physique en termes de force et d'endurance ainsi que la condition physique.

C'est dur au début, mais ça vaut le coup, n'est-ce pas ?

N'oubliez pas de consulter un médecin avant de faire de l'exercice!

Si vous n'avez jamais fait de sport ou ne l'avez pas fait depuis longtemps, ce ne serait pas une bonne idée de commencer par un programme d'entraînement - même si vous avez des conditions préexistantes.

Dans le cadre d'une consultation médicale, on reçoit entre autres aussi une bonne instruction que le sport convient.

Quelle est réellement l'expérience avec les étudiants de première année: Sont-ils tout simplement surcharger en trop peu de temps et donc sortir à nouveau?

Typiquement, ceux qui se fixent des objectifs irréalistes et beaucoup trop grands seront relégués. C'est pourquoi il est important de ne pas en faire trop au début. En général, il est très important d'appliquer un potentiel décent de motivation, et de ne pas épargner trop, c'est-à-dire de ne pas être exposé à un stimulus.

Nutrition sportive :

Cela vous aide après l'exercice!

La croissance réussie de muscle et la régénération optimale réussissent habituellement seulement avec la pondération idéale de la formation efficace et de la nutrition appropriée.

Ce dernier est souvent sous-estimé par de nombreux athlètes. Mais ce que vous prenez après l'entraînement et autour de la formation est crucial pour les résultats visibles de votre effort.

Comme vous le savez déjà, le corps vide ses réserves d'énergie tout en faisant de l'exercice, de sorte qu'il vous fournit la force physique nécessaire pour effectuer l'exercice respectif. Mais à un moment donné, ces réserves sont épuisées, voire complètement épuisées.

C'est le cas lorsque vous vous rendez compte que vous ne pouvez pas récupérer votre corps de l'exercice pendant l'exercice.

Après l'exercice, il est temps de reconstituer vos réserves de glycogène.

Cependant, vous ne pouvez pas vous régénérer de façon optimale en fournissant à lui seul des quantités suffisantes de glucides.

Comme vous le savez, les protéines sont beaucoup plus importantes. Ceux-ci enfin vous fournir les acides aminés importants que votre corps ne peut même pas former sur son propre et vous devez donc inévitablement les absorber par la nourriture. Dans le vrai sens du terme, vos muscles se composent uniquement de ces blocs de construction protéique et de l'eau.

Les acides aminés contenus dans les protéines non seulement augmenter le volume de vos cellules musculaires et de maintenir leur fonction, mais aussi réparer les petits dommages, fissures microscopiques, qui sont souvent perceptibles par un muscle endolori. En fournissant suffisamment de protéines, votre corps peut initier de façon optimale la régénération, et vous serez en forme plus rapidement pour la prochaine séance d'entraînement.

Le troisième groupe nutritif, les graisses, sont plus subordonnés à la nutrition sportive après l'entraînement. Bien que votre corps a également besoin d'eux pour rester fort, la teneur en glucides et en protéines devrait l'emporter sur votre régime post-entraînement.

Bien sûr, vous devriez être bien informé sur les graisses, mais pour des raisons de sécurité, je tiens à réitérer la préférence pour les acides gras insaturés et leur origine végétale.

Les glucides et les protéines sont une combinaison idéale pour la nutrition sportive après le travail. Vous trouverez ici une sélection d'aliments qui sont idéaux pour un repas après l'entraînement :

Aliments riches en glucides :

- pommes de terre ou patate douce

- Riz (de préférence de riz sauvage à grains entiers ou non pelés)

- pâtes

- fruits avec du sucre rapide et facilement digestible (bananes, raisins)

- Viande (meilleure dinde maigre, un classique)

- Fromage cottage (meilleur réduit en gras et faible en sodium)

- Quark maigre (doit être dans chaque réfrigérateur)

- yogourt (voir quark)

- Légumineuses (par exemple, lentilles ou pois chiches)

- oeufs

- thon ou poisson en général

- Quinoa, millet ou semoule de maïs

Combinaisons alimentaires

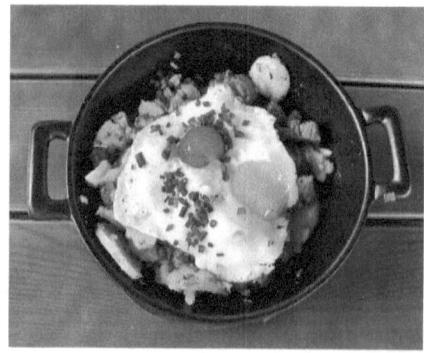

Ces combinaisons alimentaires fournissent votre corps - En raison d'une composition optimisée en acides aminés, un extrêmement bien utilisable par la partie du corps de protéines précieuses disponibles:

Oeufs avec des pommes de terre

Farine de lait et de blé

Oeufs et soja, lait, pommes de terre ou blé

Pommes de terre et boeuf

- haricots et maïs

Ces aliments devraient être mieux évités après l'exercice:

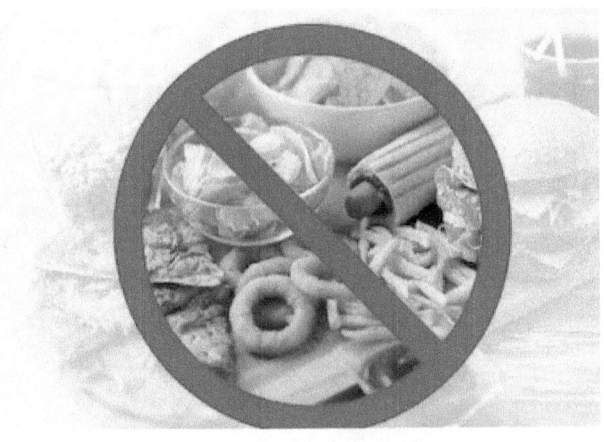

Cet aliment ne fournit pas les nutriments précieux nécessaires par l'organisme et / ou met le corps sous pression, provoquant un temps de récupération pauvre et plus long.

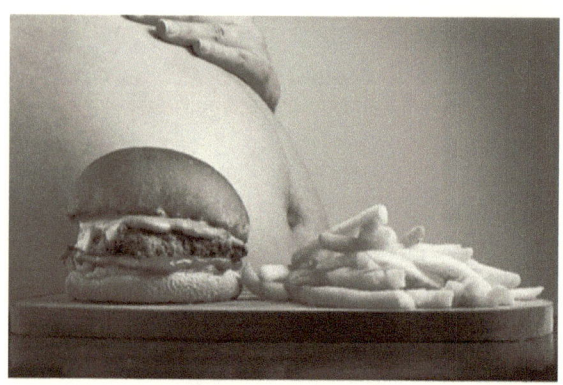

Il s'agit notamment des aliments très riches en matières grasses ...

-Crisps (Crisps)

-Pizza (Pizza)

-Noix

-Frites

Ou les aliments qui polluent le corps et décomposent les protéines:

- l'alcool

Les athlètes devraient également avoir recours à des suppléments. La supplémentation nutritionnelle dans la nutrition sportive a le grand avantage que la disponibilité biologique déjà mentionnée des acides aminés est beaucoup plus élevée que celle des nourritures naturelles. Voici un aperçu des médicaments bénéfiques.

Les protéines et les protéines ont en premier lieu pour contrer la perte de muscle. Lorsque vos réserves de protéines sont remplies, votre corps retire l'énergie de vos dépôts de graisse. Dans la plupart des cas, les protéines et les protéines pour la nutrition sportive sont disponibles sous forme de poudre. Une délicieuse secousse est rapidement mélangée et dure longtemps.

Retour à la protéine sujet, ou acides aminés:

Les acides aminés sont probablement les substances les plus importantes pour le renforcement musculaire. Pendant que vous décomposez le tissu musculaire, qui est des acides aminés, lorsque vous faites du sport, vous aurez besoin de le réintroduire juste après que pour compenser la perte.

Avec la plupart des acides aminés nécessaires, notre corps assure automatiquement un ménage stable. C'est différent avec les acides aminés essentiels. Ceux-ci ne peuvent pas former le métabolisme indépendamment.

Voici les acides aminés suivants :

Isoleucine

leucine BCAA

Valine

Lysine - bloc de construction d'enzymes, de protéines, de muscles

La méthionine - important pour le métabolisme des graisses

La phénylalanine est convertie en substances messagers dont le cerveau a besoin

La thréonine contribue à de nombreuses fonctions corporelles chez les hormones, par exemple

Tryptophane - est converti en sérotonine hormone du bonheur

Histidine (chez les nourrissons) - crucial pour la cicatrisation des plaies, les tissus

Les variétés Leucin, Isoleucine et Valin, sont également appelées BCAA dans le sport. Ces «acides aminés enchaînés ramifiés» soi-disant accélérer la croissance musculaire et la récupération musculaire après une séance d'entraînement dur:

Les acides aminés des aliments contenant des protéines sont décomposés par le foie. Bien qu'ils entrent également dans la circulation sanguine où ils sont disponibles pour vos muscles, ce processus prend un certain temps.

ON dit que les BCAA sont métabolisés différemment et mieux afin qu'ils soient plus facilement disponibles pour le corps. Cette forme de supplémentation est particulièrement appropriée pour les athlètes qui, pour des raisons de combustion accélérée des graisses, subissent un régime pauvre en glucides pour perdre du poids. Les BCAA remplacent en grande partie les glucides.

Créatine-sage ou pas?

La créatine produit de sport est particulièrement dans l'industrie de forme physique comme l'un des suppléments les plus recherchés et les plus efficaces dans la nutrition sportive. Avec un apport approprié, que ce soit sous forme de capsule ou de poudre, la plupart des gens obtiennent trois avantages:

Des études ont montré que la créatine augmente la force musculaire!

Le supplément aide à stocker l'eau dans le tissu musculaire, de ce fait vos muscles gagnent en volume et l'air plus dodu,ils ont l'air plus grand.

Créatine est également dit qu'il répare ainsi que les protéines petites blessures aux fibres musculaires, et accélère ainsi à son tour la régénération.

Vous pouvez compléter la créatine dans certains «guérisons» ou en quantités modérées tous les jours.

Si la créatine ne fonctionne pas pour vous, vous êtes probablement déjà bien fourni avec cette substance par votre alimentation quotidienne. Un apport supplémentaire est donc superflu.

Comprimés, capsules, pilules, etc.

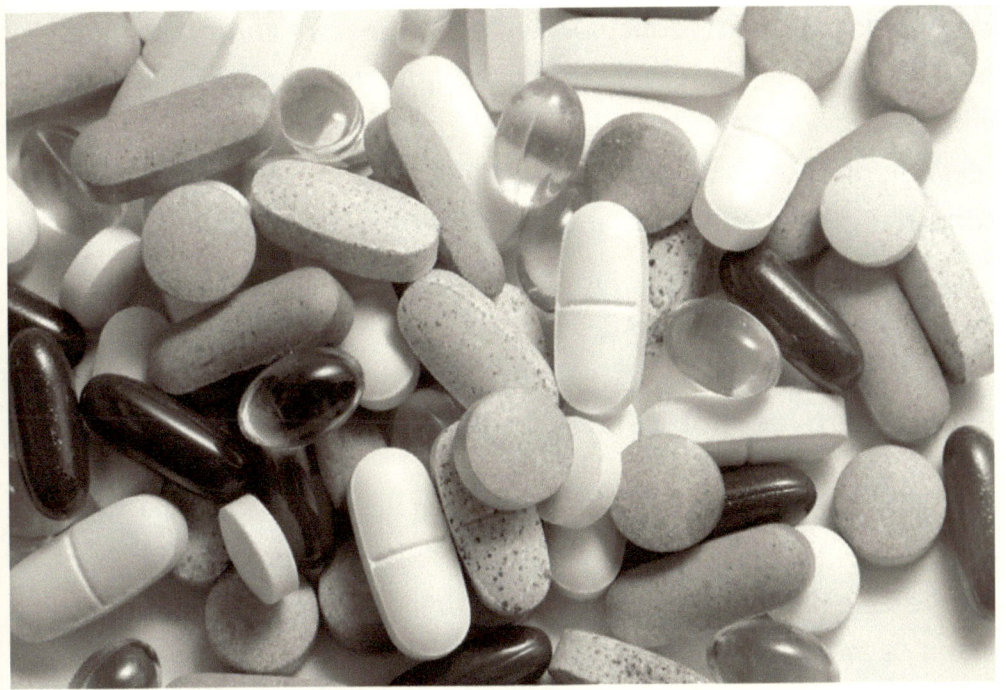

Beaucoup d'athlètes, en particulier les culturistes et autres athlètes de compétition, compléter votre alimentation avec des suppléments:

Comme mentionné, BCAA et la créatine sont déjà très populaires:

Mais ce n'est pas tout

Il n'est certainement pas rare dans les sports de remise en forme lorsque les capsules d'huile de poisson ou de vitamines et de nutriments minéraux sont artificiellement complétés dans l'alimentation.

Certains athlètes complètent même les oligo-éléments.

Tout ce que je peux dire, c'est que pour un athlète amateur qui demande à son corps une ou trois fois par semaine, une telle mesure ne devrait pas être recommandée, ni il est nécessaire de prendre des suppléments artificiels, et en aucun cas avoir une alimentation saine et équilibrée.

Pour les gens qui font du sport presque tous les jours, faire du sport professionnellement, donc non seulement le faire comme un passe-temps et donc apporter leur corps plusieurs fois par semaine à ses limites, il est conseillé de prendre des préparatifs plus tôt. S'il est réellement nécessaire de dépenser beaucoup d'argent sur ces suppléments est mieux discuté avec un médecin.

Pauses sportives, mot-clé: régénération

Un engagement de cent pour cent n'est pas possible tous les jours. Même s'il est parfois difficile de faire une pause de l'exercice parce qu'en ce moment les bras et les jambes picotent à nouveau, le corps doit avoir assez de repos, c'est-à-dire la régénération, entre les séances d'entraînement

Ce n'est qu'alors que le corps peut effectuer les processus métaboliques qui réparent les blessures mineures mentionnées précédemment dans le tissu musculaire qui sont nécessaires pour accumuler du volume.

Inversement, le soi-disant surentraînement a un effet négatif sur votre performance.

Votre condition physique stagnera, et le risque de blessure augmente. Dans ce cas, même la meilleure nutrition sportive après l'exercice est inefficace. Au contraire, le surentraînement inhibe votre appétit et peut également avoir un impact négatif sur votre psychisme et donc affecter vos habitudes alimentaires.

Changements de thème courts pour construire le muscle

En tant qu'athlète, vous avez besoin de calories pour construire la masse musculaire. Votre corps a besoin d'être sur-approvisionné avec de la nourriture en tout temps, ce qui signifie que pour construire le muscle, il est essentiel d'avoir un surplus calorique.

Une perte d'appétit n'est donc pas nécessairement bénéfique.

Habituellement, certaines personnes possèdent intrinsèquement la prédisposition génétique à ne pas prendre du poids, même si elles mangent des quantités incroyables.

Comme déjà dit, les quantités n'ont pas d'importance, le nombre de calories sont cruciales. Ceux-ci peuvent non seulement aller sur une période de quelques jours. Notre organisme est si polaire qu'il faut un certain temps pour s'adapter à un changement. Donc, vous n'avez pas besoin d'avoir une crise de panique si vous frappez accidentellement les cordes une ou deux fois dans votre alimentation.

Au contraire, certains athlètes font même des journées prévues sur le régime alimentaire pour surcharger leur corps avec des nutriments - " jour detriche". Ceci en allemand, "jour de triche" est d'aider la psyché du corps sur les sauts, dans le sens où il n'a pas besoin d'avoir peur de glisser dans une famine. Il est signalé qu'il n'a pas besoin de créer des réserves de graisse.

En règle générale, même à long terme, de meilleurs résultats en termes de combustion des graisses et la perte de poids vont de pair, aussi stupide que cela puisse paraître. Cela ne signifie pas que vous devriez régulièrement avoir un "jour detriche" pour construire plus demuscle ou même perdre du poids. Parce qu'à long terme, un tel "jour de triche" peut vous emmener plus loin, mais il n'est certainement pas nécessaire en tout cas.

Il devrait également être considéré, pour les personnes qui intègrent une telle journée dans leur routine d'entraînement:

Profitez de ces aliments alors! Les gens meurent de faim dans le monde, et la nourriture est un atout précieux qui nous aide à survivre. S'il vous plaît garder cela à l'esprit, et ne pas seulement farcir les calories en vous-même.

La bonne nutrition sportive après l'entraînement est les écrous et les boulons. Il existe également de nombreuses autres applications qui vous aideront dans la phase de régénération:

- Un bain chaud dilatera vos vaisseaux, de sorte que les muscles sont mieux approvisionnés en sang et un massage a cet effet

- des exercices de refroidissement plus lâches initient la régénération

Remarque : plus l'intensité de l'entraînement est élevée, plus la phase de régénération est longue

- ne recommencez pas le sport jusqu'à ce que vous vous sentiez en forme à 100%

- Adaptez votre entraînement à la vie quotidienne. Épuiser la musculation avant le travail ne donne pas à votre corps la possibilité de récupérer de l'entraînement parce que vous êtes exposé à un stress potentiel au travail.

-Un sommeil suffisant est particulièrement important. Ce n'est qu'ainsi que de nouvelles cellules peuvent se former

La régénération a également lieu dans l'esprit. Les exercices mentaux (par exemple, une séance de yoga) vous renforcentmentalement.

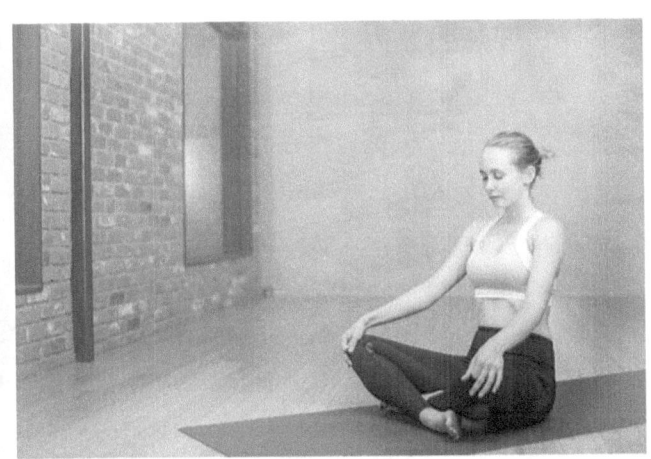

Affamé pour la formation

it est apparemment sur les lèvres de tout le monde:

Sur Internet et certains billets de blog, la thèse circule qu'après l'exercice, vous ne devriez pas donner à votre corps des calories pour réduire la graisse corporelle.

Nous parlons de l'effet après-brûlage, dans lequel le corps doit utiliser ses propres réserves pour se remettre de la formation. Pour les athlètes amateurs qui veulent perdre du poids en premier lieu, cela peut être une recommandation utile.

Pour un athlète plus ambitieux et entraîné, cependant, cette méthode a des conséquences plus négatives.

Votre métabolisme ne fait pas vraiment usage de vos réserves de graisse sans formation après l'entraînement, mais puise l'énergie requise des réserves de protéines. Il a besoin de protéines pour initier la régénération des muscles, que doit-il faire avec les graisses?

Il y a le danger d'une condition catabolique. En bref, la dégradation musculaire qui ne peut même pas compenser après quelques heures sans nutrition sportive complétée par les nutriments. La croissance musculaire ne peut se produire que lorsque le corps a plus de calories disponibles après l'exercice qu'il a brûlé à travers le sport. Cela ne signifie pas que vous devez manger votre nutrition sportive juste après l'entraînement. Une barre de protéines ou un shake est déjà suffisant pour remplir les réserves de glycogène. Ensuite, vous pouvez préparer tranquillement un repas sain de protéines et de glucides.

La bonne nutrition sportive est tout aussi cruciale. Parce que dans le sport votre corps décompose les acides aminés et le glucose des muscles pour gagner de l'énergie. Afin de prévenir la dégradation musculaire, il est donc important de fournir une nutrition sportive juste après l'entraînement. Les aliments riches en protéines et en glucides sont idéaux parce qu'ils contiennent exactement les substances qui sont perdues pendant l'exercice.

Les suppléments qui sont beaucoup plus biodisponibles que ceux des aliments naturels peuvent être appropriés comme support nutritionnel. Une exception sont les combinaisons alimentaires mentionnées ci-dessus.

Formation avec plan:

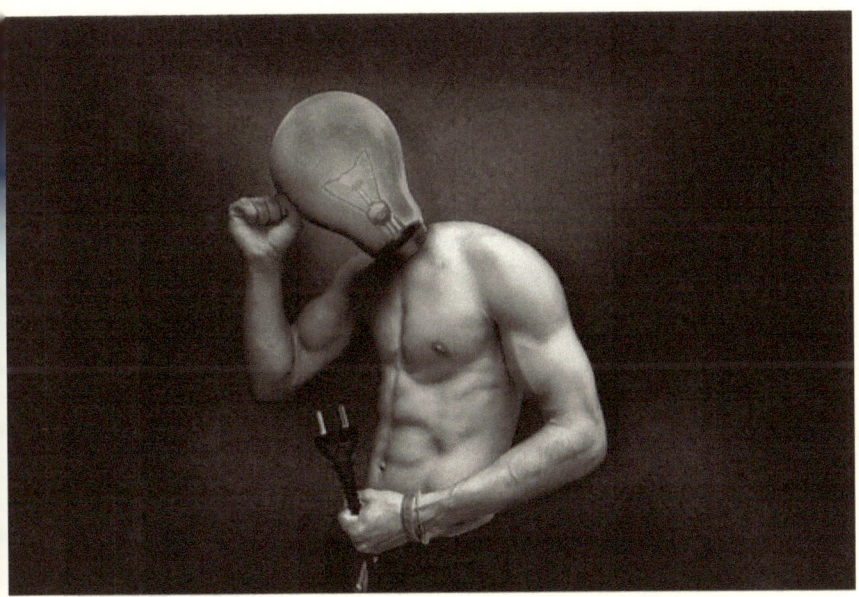

Peu importe les objectifs que vous poursuivez. Construire à la fois la perte de poids et l'objectif de la construction musculaire peut vous aider avec des plans. Ils vous donnent un aperçu de ce que les performances ou la piste que vous êtes actuellement sur.

Principalement pour l'analyse: Un plan de formation n'est pas seulement pour la planification de la formation, si grotesque que cela puisse paraître. Il sert à l'enregistrement approprié de la formation.

Ainsi, avec l'aide du plan de formation, il est enregistré, quand ou dans quelle semaine de formation une progression a été réalisée ou où il est venu à la stagnation. Sur la base du plan de formation, vous pouvez suivre le succès du principe de formation respectif fonctionne actuellement. Une analyse de l'historique de la formation est effectuée pour suivre les résultats des tests de performance périodiques.

Voici votre poids maximum ou le maximum de répétition, de sorte que le soi-disant 1 RM (One-Rep-Max), le poids avec lequel l'exécution de l'exercice peut être effectuée exactement une fois.

Faites attention au facteur suivant après chaque formation!

Comment fonctionne la bonne régénération ?

Votre programme de formation sera complété par une durée appropriée de la phase de régénération. C'est comme vous le savez à coup sûr maintenant, le point de blocage de chaque séance d'entraînement.

Combien de temps dure la récupération après une séance d'entraînement?

Une régénération suffisante est vraiment extrêmement importante dans le sport, et est souvent assez négligée.

Chaque exerciseur a certainement entendu plusieurs déclarations sur le temps de récupération après l'endurance ou la musculation. La plupart des gens parlent d'un jour jusqu'à 48 heures de pause.

Bien sûr, cela dépend du type d'entraînement, le sport de la charge, c'est-à-dire l'intensité, etc ...

Toute personne travaillant dans le domaine de la musculation doit savoir qu'une régénération de 24-48 heures ne s'applique qu'aux groupes musculaires précédemment revendiqués ou des parties musculaires. Donc,vous ne devriez pas exécuter 2 unités du haut du corps ou du bas du corps consécutivement, il est préférable de diviser son entraînement. Plus ci-dessous.

Quel plan de formation vous convient en conséquence, vous devriez faire individuellement. Tout le monde n'obtient pas le même succès dans le renforcement musculaire avec le même processus d'entraînement. Tout comme un régime ne fonctionne pas bien avec tout le monde.

En outre, la conception de l'entraînement prévu dépend de votre condition physique personnelle ainsi que vos objectifs.

Rappelez-vous toujours :

Le corps s'habitue après un certain temps à certaines charges à l'entraînement, puis ne permet aucune progression, donc plus de performance.

En variant la charge absorbée du corps, ainsi en effectuant différents exercices et nombres et ensembles de répétition, ou en augmentant les charges respectives peut être une augmentation accrue de la croissance de muscle atteindre, qui dure également en conséquence.

Il suffit d'alterner les méthodes d'entraînement toutes les 3 à 10 semaines. Plus l'athlète est avancé ou plus l'expérience de l'athlète est longue, plus la conversion d'un entraînement doit être serrée, ou les processus doivent être modifiés. Il n'est pas nécessaire, comme mentionné ci-dessus, de remplacer les exercices dans un cycle d'entraînement complet.

Surtout pour les débutants dans la formation de poids un changement entre l'intensité de charge et La gamme de répétition est complètement suffisante.

Si vous voulez en savoir plus sur la croissance musculaire, je vous recommande de lire mon livre Ultimate Guide Muscle Building.

Mais revenons au temps de régénération :

Ce que vous pouvez faire facilement pendant la période de régénération :

Les temps de régénération se réfèrent toujours à la structure corporelle chargée respective. D'autres structures peuvent être facilement formées pendant les pauses.

Dans la période de régénération de la musculation, à l'exception des variantes de haute intensité, l'entraînement d'endurance peut être complété et vice versa. Il est important de noter que le corps ne doit pas être surentraîné afin qu'il puisse mettre son plein potentiel dans la régénération du corps de sorte que vous êtes apte pour la prochaine session d'entraînement.

Encore une fois, et encore une fois un sujet discutable - que peut-on faire avec les muscles endoloris, puis-je encore aller faire de l'exercice?

Les muscles déjà chargés ne doivent pas être formés avec une douleur musculaire en principe! Un entraînement d'endurance détendue, qui ne pèse pas trop sur les structures douloureuses du corps mais favorise la régénération : courir aide contre les douleurs musculaires dans le haut du corps, tout comme la natation favorise la régénération des muscles des jambes.

Le temps de régénération peut-il être raccourci?

Pour tous les fer benders qui viennent de rentrer d'une séance d'entraînement, et sont déjà chauds sur la prochaine phase de sueur, l'article suivant pourrait être très intéressant.

Le temps de régénération est scientifiquement prouvé et, dans certaines études, par une phase de refroidissement (phase de chaleur des déchets).

Par une légère fuite après la formation, les accumulations de produits de dégradation liés à la formation telles que le lactate peuvent être enlevées et donc les temps de régénération sont légèrement raccourcis.

Cela rend une phase de refroidissement, surtout après les compétitions et les séances d'entraînement intensifs, essentielle. Grâce à cette conception de régénération active favorise la restauration de l'équilibre physique (adaptation biologique), de sorte que vous êtes prêt en un rien de temps pour la prochaine session d'entraînement.

En refroidissant les bains immédiatement après des charges élevées, les processus inflammatoires dans le muscle peuvent être réduits au minimum et la circulation est stimulée. La régénération s'accélère considérablement. Dans certains sports de balle comme le football, cette méthode s'applique après les matchs dans les tournois.

En outre, un régime riche en nutriments et trop calorique permet au corps de récupérer plus rapidement grâce à son apport calorique au mieux légèrement augmenté avec des aliments aussi sains que possible.

Enoutre, par un apport alimentaire rapide directement après la charge, la régénération peut être raccourcie de manière significative. Dans les sports de compétition, par exemple, les équipes obtiennent déjà une petite collation à partir de glucides précieux et de protéines de haute qualité dans la cabine.

Régénération: Conseils pour une récupération musculaire plus rapide!

Les athlètes avancés savent déjà qu'un bon temps de récupération, pendant lequel le corps peut récupérer de l'exercice, est beaucoup plus important qu'une séance d'entraînement réussie. Bien sûr, les deux facteurs ne jouent ensemble que dans un opéra, pour dire que l'un sans l'autre ne fonctionne pas de toute façon.

En outre, en particulier les nouveaux arrivants de remise en forme sont soumis à l'idée fausse suivante:

« Plus les stimuli musculaires sont fixés, et plus j'utilise mon corps, plus vite j'atteins mes objectifs. »

C'est l'erreur dans ce que l'on reconnaît à quel point l'athlète respectif est expérimenté.

Ce que beaucoup ignorent:

Le muscle ne se développe pas pendant la séance d'entraînement, mais dans la phase de récupération, c'est-à-dire après l'entraînement!

Donc, pour tirer le meilleur parti de votre travail, vous devez donner à votre corps assez de temps pour se régénérer pleinement.

Seule une musculature bien reposée et bien reposée sera en mesure de bien performer à l'entraînement.

Afin de pouvoir réduire le temps d'attente requis pour votre prochaine formation bien-aimée néanmoins, je vous montre dans l'article suivant huit méthodes, qui permettent pour vous un peu plus rapide de repasser à nouveau:

Douche froide ou chaude?

Après une séance en sueur, vous devriez certainement prendre une douche, être lavé. L'eau froide choque les muscles et prévient probablement les douleurs musculaires.

L'eau chaude, cependant, accélère la régénération des muscles, que les cellules musculaires sont chauffées, et donc un élargissement des vaisseaux sanguins est rendue possible.

En outre, pour une irritation possible des tendons et des ligaments, un traitement de l'eau chaude fonctionne mieux sur la régénération qu'un froid.

Les conséquences sont une meilleure circulation sanguine dans les muscles, ainsi qu'une meilleure oxygénation. Il est préférable de commencer par une "douche" avec de l'eau froide, puis douche avec de l'eau chaude jusqu'à la fin.

Encore plus de chaleur - sauna

Entrer dans un sauna chaud après les sports d'endurance accélère le processus de régénération. En raison de l'augmentation de la température corporelle et de la rupture de la sueur qui en résulte, l'élimination des produits sportifs qui entraîne des sports comme le lactate. Comme pour les douches chaudes, les vaisseaux sanguins se dilalatent et les muscles sont mieux approvisionnés en oxygène.

Mais attention:

Après un exercice intensif, il est possible que la circulation soit affaiblie. Si c'est le cas, une séance de sauna peut causer des nausées et de graves maux de tête. C'est mieux déconseillé pour ces raisons. Personnellement, cependant, je vous recommande de prendre une séance de sauna à votre propre discrétion.

Il est également très important, après avoir séjourné dans le sauna, pour compenser la perte de liquide supplémentaire qui s'est produite là-bas.

Le bon régime alimentaire

Qu'est-ce qu'un athlète de conditionnement physique passionné ne ferait jamais sans? Droite: sur son shake post séance d'entraînement! Et pour une bonne raison: Après une séance d'entraînement intense, notre corps a littéralement envie de nutriments! Pour assurer une récupération musculaire optimale, le stockage d'énergie vide doit être rempli le plus rapidement possible.

Conseil : Ajoutez de la maltodextrine ou du dextrose à votre shake protéiné pour fournir à votre corps des glucides à hydratation rapide (à chaîne courte).

Les recommandations pour une sorte de dosage équitable dépend du poids corporel. L'apport recommandé se situe entre 0,5 et 1 gramme de glucides par kilogramme de poids corporel.

Ceux qui veulent pousser leur régénération à travers l'alimentation devraient également avoir les aliments suivants sur leur menu

Oeufs : En plus de nombreux acides aminés essentiels, les œufs contiennent une grande quantité de vitamine D. En outre, ils fournissent des protéines de haute qualité.

Important au sujet des œufs - cholestérol:

Le cholestérol est un concomitant de graisse qui est contenu en grandes quantités dans un oeuf :

Beaucoup d'athlètes et de non-athlètes craignent souvent les dangers de l'hypercholestérolémie et mangent en conséquence seulement ou principalement la partie blanche de l'œuf.

Je peux vous dire que vous absorbez jusqu'à presque pas de vitamines, minéraux et graisses saines, ainsi que des oligo-éléments.

Fait amusant : Les protéines contiennent encore moins de protéines que le jaune d'œuf

Beaucoup d'athlètes et de non-athlètes craignent souvent les dangers

Bon à savoir, c'est qu'il existe deux types de cholestérol: Le ...

"Lipoprotéine de haute densité" (HDL) -le bon

"Lipoprotéine de faible densité" (LDL) -le mauvais

Les œufs contiennent surtout un bon cholestérol HDL :

Donc, pas besoin de paniquer!

en outre, une crainte de l'apport élevé en cholestérol n'est pas fondée, comme le corps peut réguler la quantité de cholestérol dans le corps. Si nous mangeons des œufs, l'organisme réduit en conséquence la propre production de cette substance. Bien sûr, vous ne devriez pas manger des quantités incroyables d'œufs chaque jour, mais vous pouvez manger plus que la quantité recommandée de 3 œufs par semaine. Cependant, il est important de faire attention aux plaintes de cholestérol.

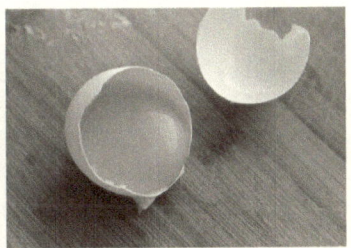

Saumon : Les acides gras oméga-3 contenus en grandes quantités ont un effet anti-inflammatoire et ont un effet positif sur nos vaisseaux sanguins (même effet que mentionné ci-dessus)

Les baies: les baies en particulier les framboises, sont riches en antioxydants. Cet effet anti-inflammatoire peut soulager les symptômes de la douleur musculaire et aussi neutraliser les radicaux libres qui se développent après l'exercice.

Les grains entiers, comme les flocons d'avoine, les nouilles de blé entier et Cie, font partie des glucides à longue chaîne et s'assurent que vos réserves vides de glycogène sont remplies rapidement et durablement après l'entraînement.

Noix: La règle de base, dans le vrai sens du mot, est:

Une poignée de noix par jour est optimale pour votre corps! C'est environ 30g. Ils contiennent des graisses saines, des protéines de haute qualité, des minéraux comme le magnésium et une bonne dose d'oligo-éléments.

Surtout les noix du Brésil contiennent un oligo-élément appelé "sélénium", qui apporte avec ses aspects positifs pour le renforcement musculaire et la fonction cérébrale ainsi que pour le système immunitaire. Déjà 2 noix du Brésil par jour contiennent suffisamment de sélénium pour couvrir la dose quotidienne d'un adulte.

Les noix contiennent également de la vitamine E, qui aide le corps à régénérer les fibres musculaires déchirées fines.

Gingembre: Que ce tubercule est considéré comme "superfood" n'est pas étonnant:

Selon des études, le gingembre est capable de stimuler le métabolisme et la combustion des graisses, même dans les plus petites quantités, ainsi que de stimuler la croissance musculaire et ainsi raccourcir le temps de récupération. Cette propriété est également reconnue le Cape Gooseberry ou Physalis.

Sommeil sain

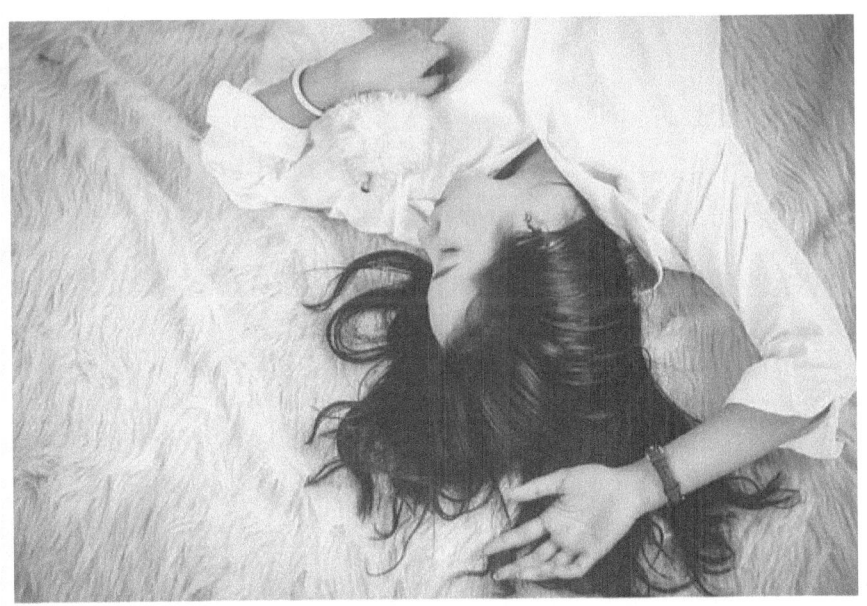

Probablement l'aspect le plus important d'une phase de régénération réussie est un sommeil adéquat et sain. Il ne sert à rien d'avoir une longue phase de sommeil, mais de l'interrompre plusieurs fois. Pour une récupération optimale, le corps devrait recevoir 6-8 heures de sommeil continu chaque nuit.

À cet égard, une distinction est faite entre la phase de sommeil profond et la phase de sommeil de rêve (phase REM).

Qu'est-ce que cela signifie pour la croissance musculaire?

Pour le renforcement musculaire est maintenant principalement la phase de sommeil profond en cours de l'importance. Pendant cette période de sommeil, un grand nombre d'hormones, telles que l'hormone de croissance pour nos muscles (testostérone) sont libérés, qui à leur tour jouent un rôle central dans notre régénération cellulaire et la croissance cellulaire.

En outre, notre défense s'améliore, tandis que le sommeil profond régénère notre système immunitaire.

Conséquence :

Le risque de maladies infectieuses est limité, nous sommes moins malades, ergo nous devons aussi prendre moins de pauses d'entraînement.

Les scientifiques supposent également que les stimuli fixés pendant la journée sont récapitulés par notre cerveau pendant la phase REM et ensuite traités.

Les schémas de mouvement exécutés peuvent ainsi être stockés, ce qui est plus facile à imprimer et amélioré dans la prochaine session d'entraînement ou même effectué avec plus de poids - l'entraînement mental est donc presque équivalent à la musculation. Dans un sens large, cela signifie aussi que le sommeil est le meilleur remède.

Maintenant vient le point que nous détestons tous, mais il a été prouvé scientifiquement:

L'alcool tueur de régénération

Maintenant largement utilisé, évite la consommation d'éthanol. L'alcool n'est pas seulement un poison pour le cerveau et nous fait vieillir plus vite, mais il est connu comme un poison cellulaire, qui bien sûr attaque les cellules musculaires.

Vous ne pouvez pas dis-le assez souvent: L'alcool est le déficit le plus connu pour la croissance musculaire:

Ce sont les propriétés que l'alcool a sur notre corps, toujours se rappeler le principe directeur:

"La dose fait le poison !"

L'alcool réduit le rendement de l'entraînement

Ce point est, je pense, expliqué rapidement. Puisque l'alcool interfère avec le sommeil (voir ci-dessous), met le corps sous pression et affecte ainsi la régénération, il peut très bien être le cas que la performance de l'exercice s'estompe. Après une cape alcoolique personne n'a besoin de terminer une session de formation. Curios, être amusant, puis revenir à la salle de gym 2-3 jours plus tard, ou faire de l'exercice.

L'alcool favorise la libération de cortisol

Cortisol-pas bon! Une hormone de stress qui provoque un effet catabolique. Cela signifie qu'il décompose les muscles lorsque nous sommes en stress. Le corps est dans la dégradation de l'alcool dans une situation stressante, c'est pourquoi plus de cortisol est libéré. Cependant, selon les études, c'est négligeable si vous ne prenez qu'un petit verre d'alcool 1-2 fois par semaine.

L'alcool abaisse les niveaux de testostérone

Ouch-ça fait mal! Oui, l'hormone de la masculinité est affaiblie. Cette hormone est essentielle pour la croissance musculaire régulière et l'amélioration des performances.

L'alcool fournit des calories sans avantage

7kcal / g contient la boisson avec un effet enivrant. Encore moins de gras, très bien. Mais encore, c'est beaucoup, étant donné que ce liquide n'apporte pas de nutriments précieux à l'organisme. Vitamines, minéraux sont à la recherche pour elle si malheureusement en vain.

L'alcool déshydrate le corps

L'alcool altère l'équilibre électrolyte et donc il ya un risque de déshydratation possible du corps. Cependant, il est peu probable que ce cas se produise avec une consommation modérée.

L'alcool altère le sommeil

Comme mentionné ci-dessus, le sommeil est un facteur très important dans la régénération réussie. L'alcool complique le corps et, comme déjà mentionné, se retrouve dans une situation de stress qui rend un sommeil réussi et sain presque impossible.

Gardez à l'esprit, cependant, que tous les facteurs énumérés ci-dessus ne permettent pas réellement une récupération optimale ou une croissance musculaire réussie, ou au moins ramener vos résultats au plus petit minimum.

Qui veut tirer le meilleur parti en termes de performance et de gain musculaire, peut difficilement se passer de ces facteurs, et doit donc limiter sa consommation d'alcool de manière significative ou même l'éviter complètement?

Cependant, c'est très difficile et seulement très peu le font réellement seulement pour leur corps, et donc la consommation d'alcool devrait simplement être sévèrement limitée

Étirement et étirement

,

Qu'il s'agisse de sports de force ou d'endurance, une routine d'étirement courte et détendue à la fin d'une séance d'entraînement peut initier une récupération et donc fournir des résultats d'entraînement optimaux. L'exigence essentielle de tout athlète devrait être de s'étirer après la séance d'entraînement.

L'étirement après le sport apporte avec lui deux effets positifs :

D'une part, la tension musculaire est réduite, et donc la charge est en partie prélevée sur le muscle, ce qui assure une sensation sans douleur ou mieux après l'entraînement. Cela soulage également les tendons et les ligaments, ce qui vous permet une meilleure mobilité et la régénération des articulations.

D'autre part, une courte routine d'étirement a un effet relaxant sur le corps et l'esprit. Cela soutient et accélère la régénération mentale et physique du corps « endommagé ».

Ne négligez pas le refroidissement!

Particulièrement dans les sports d'équipe intenses tels que le football, le basket-ball, etc., ou certains sports d'endurance, tels que le jogging, le cyclisme et le sprint, il est conseillé d'attacher une courte phase de refroidissement à chaque séance d'entraînement pour initier une phase de régénération et au mieux pour accélérer.

Qu'entend-on par phase de refroidissement?

Réduire le rythme de l'exercice cardio dans les dernières minutes (autour de 5-10) à un niveau régénérateur de l'exercice pour ramener lentement et doucement votre métabolisme et le système cardiovasculaire à leur niveau habituel, c'est-à-dire, votre gamme normale.

Ce faisant, les muscles sur-acidifiés peuvent décompresser après l'entraînement à un niveau tolérable et éviter les dépôts. Grâce à la charge étouffée dans les dernières minutes de votre séance d'entraînement, le corps initie la phase de récupération beaucoup plus rapidement. De cette façon, vous évitez en même temps un facteur intensif, votre corps stressé.

Bains de glace glacés

Le contra à 2 mentionné. Pourquoi pas même des bains de glace ?

Les deux sont bénéfiques pour un rétablissement sain et la régénération du corps accablé.

Mais comment exactement le bain dans la glace peut-il aider à la récupération musculaire? C'est comme ça: Surtout pendant les charges intensives (courtes et longues) de course, les muscles sont tellement stressés que (comme déjà mentionné une couple de fois), il ya des dommages mineurs, pas perceptible dans la musculature cible du corps. Pendant le bain de glace, la circulation sanguine dans les muscles est réduite après l'entraînement et donc un effet négatif possible de ces blessures est interrompu.

Après le bain de glace, la circulation sanguine du muscle est à nouveau grandement stimulée en raison de la température extérieure normale, ce qui facilite à son tour l'élimination des radicaux résultant de l'entraînement. En outre, le corps a besoin après cette forte différence de froid un peu d'énergie pour restaurer la température du corps - Cela brûle des calories supplémentaires:

Déjà Arthur Schopenhauer était conscient de l'énorme importance des périodes de récupération pour le bien-être humain et a exprimé sa conviction au 18ème siècle comme suit: «La régénération et le sommeil sont pour l'homme tout entier, qu'en est-il de liquidation pour l'horloge."

Le fait est que :

Ceux qui se régénèrent plus rapidement peuvent également poursuivre leur passe-temps sportif plus rapidement à nouveau.

Ne voulons-nous pas tous cela?

Comprendre les conseils pour une phase de récupération optimisée énumérés dans ce livre, et de trouver le niveau de tension et de détente qui est bon pour vous de faire correspondre le sport dans votre vie avec plaisir et motivation.

Pour conclure ce livre, quelques athlètes et des prescriptions à faible teneur en glucides, qui soutiennent en particulier les femmes dans la perte de poids:

ow carb Cuisine

petit-déjeuner:

Crêpes à faible teneur en glucides :

Ingrédients pour 4-5 crêpes:

2 oeufs (s)
125 g de noisettes, moulues
5 ml d'édulcorant, plus fluide
2 cuillères à soupe de farine ou de poudre de blanc d'œuf
1 c. à thé de cannelle séchée en poudre
n. B. lait entier, 3,5 % de matières grasses
1 pincée (s) de sel
Huile, pour la friture
peut-être de la cannelle en poudre, pour saupoudrer

préparation:

Temps de travail environ 20 min. Cuisson / temps de cuisson environ 10 min. Temps total environ 30 min.

Mettre les œufs, les noisettes, les édulcorants, la farine, la cannelle, le lait et le sel dans un bol à mélanger et bien mélanger avec un batteur à main électrique.

La quantité de lait doit être choisie de sorte qu'une « bouillie » visqueuse, mais pas trop ferme, se pose.

Mettre une louveteau pleine de pâte dans une poêle chaude à frire à l'huile et faire frire les crêpes jusqu'à ce qu'elles soient dorées des deux côtés, en veillant à ce que la température de la poêle ne soit pas trop élevée.

Céréales à faible teneur en glucides

Ingrédients pour 12 portions :
200 grammes de noix de coco râpée
100 g d'amande (s), moulu
100 g de graines de tournesol
50 grammes de noix
50 g de graines de citrouille
20 g de poudre de protéines, saveur de chocolat
20 g de cacao en poudre, 60% de cacao
4 blancs d'œufs
Édulcorant, ou stévia

préparation:

Temps de travail environ 10 min. Cuisson / temps de cuisson environ 60 min. Temps total environ 70 min.

Mettre tous les ingrédients secs dans un bol et mélanger. Mélanger les blancs d'œufs avec l'édulcorant ou la stévia et ajouter au bol. Bien mélanger les uns avec les autres pour créer une masse homogène et uniformément humide. Tout devrait être légèrement friable.

Étendre une plaque à pâtisserie avec du papier sulfurisé et étendre le mélange uniformément sur elle. Placer pendant 60 min dans le four préchauffé à 130 degrés. Toutes les 15 minutes, tout doit être bien mélangé à nouveau, de sorte que le séchage a lieu uniformément. Puisque la masse est très productive, répartir le tout sur deux plaques à pâtisserie.

Après la cuisson, laisser refroidir bien et verser dans une boîte ou un contenant approprié.

Saupoudrer les crêpes finies de cannelle au goût.

Pain à faible teneur en glucides avec graines de tournesol:

Ingrédients pour 1 pain:

50 g de graines de

tournesol
50 g de graines de lin, écrasées
50 g de son de blé
50 g de poudre de protéines, goût neutre
2 œufs, taille M
250 g de quark faible en gras
1 c. à thé de bicarbonate de soude entassés
1 c. à thé de sel

préparation:

Temps de travail environ 10 min. Temps de repos environ 10 min. Cuisson / temps de cuisson environ 40 min. Temps total environ 60 min.

Préchauffer le four à 200 oC.

Mélanger les ingrédients secs, ajouter le fromage cottage et les œufs et pétrir une pâte. Laisser la pâte 10 minutes. Les graines de lin se renfle alors et la pâte devient un peu plus ferme.

Former une miche de pain et cuire au four pendant environ 40 minutes. J'utilise simplement un papier sulfurisé sur une grille.

Si vous voulez, vous pouvez couper le pain avant de cuire avec un couteau, puis l'abaisser un peu, environ 1 cm, et saupoudrer de graines de tournesol et si nécessaire, appuyez un peu. Mais ce n'est que pour l'optique.

Pour cette recette, d'autres graines / graines ou noix peuvent être utilisés, tant qu'il contient peu de glucides.

Quark pain-faible teneur en glucides:

Ingrédients pour 1 portion :

2 gros oeufs (s)
500 g de quark faible en gras
300 g d'amande (s), moulu
50 g de graines de
5 g de poudre à pâte
1 cuillère à café de psyllium
1 c. à thé de sel

préparation:

Temps de travail environ 10 min. Cuisson / temps de cuisson environ 60 min. Temps total environ 70 min.

Mélanger tous les ingrédients et cuire au four à 180 degrés d'air circulant pendant environ une heure.

Si vous n'avez pas l'esprit d'une augmentation de calories ici, vous pouvez ajouter quelques noix aux ingrédients, tels que les noix et les noisettes.

Crème de café faible en glucides:

Ingrédients:

2 cuillères à soupe de lait de soja (boisson de soja)
1 c. à soupe, poudre de café frais, instantané
20 g d'édulcorant à la stévia
150 g de quark de soja (alternative quark), non sucré
1 cuillère à café de cannelle en poudre
1/2 Poudre de cardamome
1/2 Poudre de clou de girofle
1/2 c. à thé de pulpe de vanille
5 g de cacao en poudre, non sucré
5 g de crème de soja (cuisine à la crème de soja)

préparation:

Temps de travail environ 20 min. Temps de repos environ 120 min. Temps total environ 140 min.

Mélanger le lait de soja, le café moulu et le maïs sucré et chauffer à feu moyen jusqu'à ce que la poudre de café soit complètement dissoute. Verser ensuite dans un grand bol et incorporer le caillé de soja. Mélanger le mélange à fond jusqu'à ce qu'une masse homogène soit obtenue. Maintenant, ajouter graduellement la cannelle, la vanille, la cardamome et la poudre de clou de girofle et assaisonner au goût. Bien remuer à nouveau et réfrigérer pendant au moins 2 heures au réfrigérateur. Garnir de poudre de cacao non sucrée et de crème de soja au goût.

Conseil : Préparez la crème de café la veille et dégustez le lendemain matin.

Crème caille orange Stracciatella:

Ingrédients pour 1 portion :

250 g de quark faible en gras
1 orange (s)
10 g de chocolat noir râpé
1/2 cuillère à café de cannelle
10 g de noix de coco râpée
10 g de noix de coco
1 dose d'eau minérale à l'acide carbonique

préparation:

Temps de travail environ 10 min. Temps total environ 10 min.

Peler et couper l'orange en dés. Mettre le quark maigre avec tous les autres ingrédients dans un bol et bien mélanger. Ajouter enfin les morceaux d'orange.

Crème de noix et de fromage aux pommes :

Ingrédients pour 1 portion :

250 g de quark faible en gras
30g de noix de votre choix
1 pomme
1/2 cuillère à café de cannelle
10 g de flocons d'amandes
10 g de sauce aux arachides
1 dose d'eau minérale à l'acide carbonique

préparation:

Temps de travail environ 10 min. Temps total environ 10 min.

Peler et couper la pomme en dés si nécessaire. Ajouter le quark de fromage caillé et tous les ingrédients restants aux flocons d'amandes dans un bol et bien mélanger. Enfin, ajouter la pomme coupée en dés.

Ce sont de grandes bananes ou d'autres fruits et noix

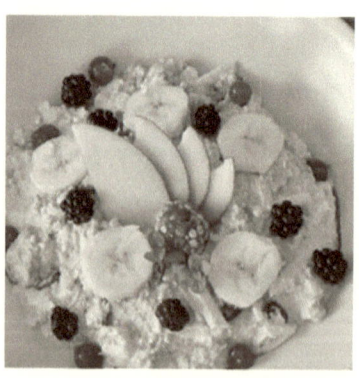

Ananas Pudding faible en glucides:

Ingrédients pour 1 portion :

30 g de graines de
60 g de lait de coco sans sucre ajouté
80 grammes d'ananas
10 g d'huile de coco
20 g de noix hachées
120 ml d'eau

préparation:

Temps de travail environ 5 min. Temps total environ 5 min.

Réduire en purée les graines de dans le mélangeur. Ajouter tous les ingrédients restants et mélanger jusqu'à consistance bien mélangée.

Dégustez le pudding immédiatement ou réfrigérez-vous au réfrigérateur et mangez un peu plus tard ou le lendemain matin.

Petit déjeuner au fromage cottage fruité avec noix :

Ingrédients pour 1 portion :

200 g de fromage à la crème, granuleux
50g de bleuets ou de fruits au goût
30g de noix (mélange de noix)

1 c. à soupe d'amandes, hachées
3 gouttes d'édulcorant liquide
1 pincée de cannelle en poudre
quelques noix pour garnir

préparation:

Temps de travail environ 10 min. Temps total environ 10 min.

Mettre le fromage à la crème granulaire dans un bol. Ajouter une poignée du mélange de noix et remuer.

Mettez une poignée de fruits dans un grand récipient, pour moi c'était des bleuets et des purées. Mélanger le sucré avec un filet d'édulcorant liquide et verser sur le fromage à la crème granulaire.

Décorer avec les noix et les amandes hachées et saupoudrer d'une pincée de cannelle.

Low Carb Tarte Flambee

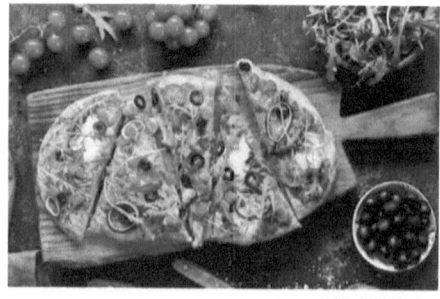

Ingredients for 1 tarte flambee:

250 g de fleurons de chou-fleur	
2 m. Gros oeuf (s)	
200 g de fromage râpé	
1 tasse de crème fraiche	
1 m. Gros oignon (s)	
1 petit poivron (s)	
sel et poivre	

préparation:

Temps de travail environ 10 min. Cuisson / temps de cuisson environ 40 min. Temps total environ 50 min.

Pour le fond, râper finement le chou-fleur cru afin que la consistance rappelle les petits grains de riz. Ajouter ensuite les œufs et 150 g de fromage râpé et légèrement saler. Mélanger les ingrédients pour former une masse légèrement friable.

Couvrir une feuille de papier sulfurisé et utiliser un bord springform pour faire la pâte en forme ronde. C'est assez facile avec les mains. Assurez-vous qu'il n'y a pas de trous dans le fond de la pâte. Cuire la pâte préparée au four (air circulant : 180 oC, feu supérieur/fond : 160 oC) pendant 25 minutes.

Pendant l'instant, mélanger la crème fraiche avec le reste du fromage, le sel et le poivre, couper l'oignon en fines rondelles et couper les poivrons en fines lanières.

Étendre le mélange de crème fraiche sur le sol précuit, couvrir d'oignons et de paprika et cuire au four pendant encore 15 minutes.

Peut être prouvé avec tous les possibles:

Rouleau de fromage à faible teneur en glucides

Ingrédients pour 1 portion :

125 g de quark maigre
1/4 pck de fromage râpé environ 50 g
2 oeufs (s)
Pour la sauce:
1 c. à thé de ketchup
1 c. à thé de moutarde
1 c. à soupe de yaourt naturel
Pour le remplissage:
125 g de viande hachée
sel et poivre
1 tranche de fromage fondu(p. ex. tranches)
2 concombres aigres
une salade
2 tomates (n)

préparation:

Temps de travail environ 35 min. Cuisson / temps de cuisson environ 20 min. Temps total environ 55 min.

Mélanger le fromage caillé, le fromage râpé et les œufs à une masse épaisse et étendre sur une plaque à pâtisserie recouverte de papier sulfurisé. Cuire au four chaud à 180 oC en haut/en bas du four chaud pendant environ 20 minutes. Laisser refroidir la pâte.

Mélanger les ingrédients de la sauce.

Faire revenir la viande hachée dans une poêle avec le sel et le poivre jusqu'à ce qu'elle soit friable. Trancher les concombres et les ajouter à la viande hachée. Étendre 2/3 de la sauce sur la pâte cuite au four. Étendre la viande hachée encore chaude sur elle et laisser fondre le fromage grillé sur la viande hachée.

Couper ensuite la salade et éventuellement les tomates en petits morceaux et les placer sur le dessus, puis étendre le reste de la sauce sur eux. Rouler la pâte à l'aide du papier sulfurisé de sorte que le rouleau de fromage préparé ressemble à un rouleau d'éponge.

Plat de saumon aux légumes du four :

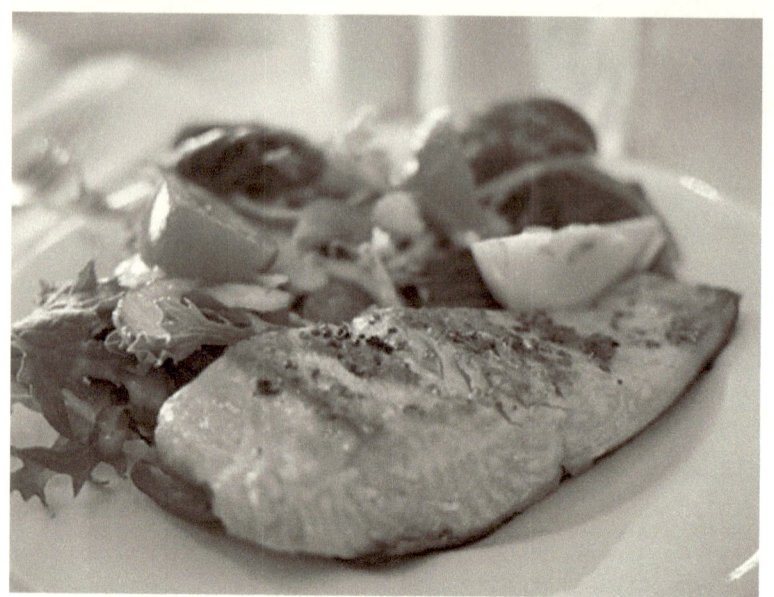

Ingrédients pour 1 portion :

125 g de filet de saumon (s), également TK
Courgettes d'une demi-m de large
1/2 m. Grand poivron (s), rouge ou jaune
150 g de petites tomates
75 g de champignons
50 g de fromage feta
1 orteil d'ail
un peu de sel et de poivre
un peu d'huiles d'olive

préparation:

Temps de travail environ 15 min. Cuisson / temps de cuisson environ 30 min. Temps total environ 45 min.

Le filet de saumon, si les savoirs traditionnels, laisser quelque chose dégeler. Laver et tapoter. Assaisonner de sel et de poivre, si désiré aussi avec des herbes.

Couper en dés le fromage feta. Couper les courgettes et les champignons en fines tranches, couper les poivrons en lanières. Couper les tomates en deux ou les couper en quartiers. Hacher finement l'ail. Mélanger les légumes avec l'ail, le sel et le poivre et quelques gouttes d'huile de chili dans un bol.

Former un "bol" sur une plaque à pâtisserie de papier d'aluminium, je. battre les bords sur 4 côtés. Je recommande de prendre 2 couches de papier d'aluminium, alors rien ne peut fuir.

Alternativement, un plat allant au four peut également être utilisé. Ensuite, étalez les légumes sur elle. Ajouter ensuite le filet de saumon, arroser d'un peu d'huile d'olive et émietter généreusement le fromage de brebis.

Cuire à 180 oC en haut/à feu du bas pendant environ 30-35 minutes au four.

Lasagne aux courgettes:

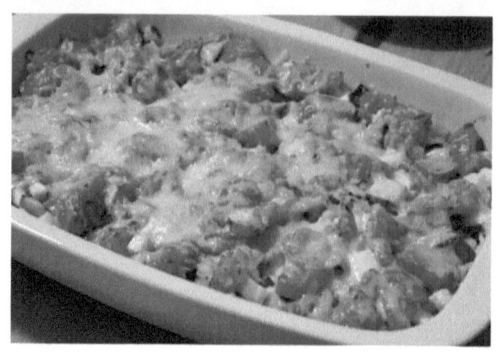

Ingrédients pour 1 portion :

250g de courgettes
125 g de bœuf haché
50g d'oignon (s)
1/4 gousse d'ail (s)
100g de tomates
50g de fromage à la crème
25 ml de lait
1 cuillère à soupe de crème sure
1 cuillère à soupe de pâte de tomate
50g de fromage râpé
quelques huiles d'olive
origan
thym
persil
sel et poivre
Paprika doux

préparation:

Temps de travail environ 40 min. Cuisson / temps de cuisson environ 40 min. Temps total environ 80 min.

Laver les courgettes et les couper dans le sens de la longueur en tranches épaisses pour les doigts. Faire frire dans une poêle dans l'huile d'olive des deux côtés, puis égoutter sur du papier de cuisine. Ou étaler les tranches avec de l'huile d'olive, saler un peu et faire dorer sur le rail supérieur avec la fonction grill dans le four. Cela prend plus de temps.

Couper l'oignon en dés et les faire frire dans une poêle dans un peu d'huile d'olive. Presser dans la gousse d'ail et faire sauter. Ajouter la viande hachée et faire rôtir finement. Lorsque la viande a un peu de couleur, assaisonner de sel, de poivre et de poudre de paprika, ajouter 1 c. à soupe de purée de tomate, incorporer et faire sauter pendant une minute. Ajouter les tomates et assaisonner d'origan, de thym, de sel, de poivre et de paprika. Laisser mijoter 10 min à feu doux, enfin ajouter le persil haché.

Mélanger le fromage à la crème avec le lait, incorporer la crème sure en option. Assaisonner de sel, de poivre et d'un peu de muscade, incorporer environ 50 g de fromage râpé.

Déposer une lasagne (si nécessaire graissée) ou une autre casserole avec des tranches de courgettes. Puis étaler quelquescuillères de sauce tomate-hack, puis une couche de sauce au fromage à la crème, puis à nouveau des tranches de courgettes. Continuer à superposer jusqu'à ce que tous les ingrédients soient utilisés. La couche supérieure doit être sauce tomate-hack. Saupoudrer du reste du fromage et cuire les lasagnes aux courgettes dans un four préchauffé à 200 oC jusqu'à ce qu'elles soient dorées en 30 minutes environ.

Poulet mozzarella à la sauce à la crème au curry :

Ingrédients pour 1 portion :

150g de filet de poitrine de poulet (s)
sel et poivre
1 c. à thé d'huile
60g de tomates cerises
5 g de poudre de cari
30 g de crème
25 g de fromage à la crème
30 g de mozzarella
n. B. Parmesan
n. B. beurre d'herbes

préparation:

Temps de travail environ 20 min. Cuisson / temps de cuisson environ 30 min. Temps total environ 50 min.

Laver la viande et tapoter. Assaisonner de sel et de poivre. Chauffer l'huile dans une casserole. Faire frire le filet de poitrine de poulet de tous les côtés pendant environ 5 minutes.

Laver les tomates et les couper en deux. Fournir de la poudre de cari.

Porter la crème à ébullition dans une casserole. Incorporer le fromage fondu avec la poudre de cari et laisser fondre. Assaisonner de sel et de poivre. Peut-être assaisonner de poivre

Mettre la viande et les tomates dans un plat graissé. Verser la sauce à la crème de cari dessus. Couper la mozzarella en petits morceaux et étendre sur la viande. Si vous le souhaitez, vous pouvez étaler du parmesan râpé et 1 c. à soupe de beurre aux herbes en petits flocons. Cuire au four préchauffé (200 degrés ou 175 degrés avec de l'air circulant) pendant environ 30 minutes. Retirer et saupoudrer d'autres épices.

Tomate et mozzarella casserole de nouilles:

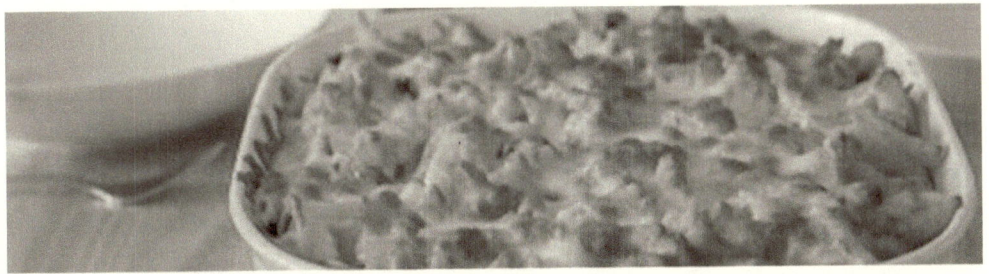

Ingrédients pour 1 portion :

100 g de rigatoni ou de penne	
30g d'oignon (s)	
1/2 orteil d'ail	
30g de piment (s), frais	

125 g de tomates, c'est arrivé
80ml de crème
10g de parmesan, fraîchement râpé
30g de mozzarella
100 g de tomate cerise (s)
1/4 botte de basilic, frais
un peu d'huiles d'olive
Sel et poivre si nécessaire, noir

préparation:

Temps de travail environ 30 min. Cuisson / temps de cuisson environ 30 min. Temps total environ 60 min.

Préchauffer le four à 200 oC (convection 180 oC).

Couper l'oignon et l'ail très finement. Cœur le piment et hacher tout aussi finement. Laver et couper les tomates cerises en deux. Frotter le parmesan et hacher grossièrement la mozzarella. Éplucher les feuilles de basilic, laver et sécher.

Porter l'eau salée à ébullition dans une grande casserole et cuire les nouilles jusqu'à ce qu'elles soient fermes, selon les instructions sur l'emballage.

Pendant ce temps, chauffer l'huile d'olive dans une grande poêle et faire revenir l'oignon, l'ail et le piment. Ajouter les tomates passases et laisser mijoter la sauce quelques minutes. Incorporer ensuite la crème et le parmesan râpé et assaisonner la sauce de sel, de poivre et d'une bonne pincée de sucre.

Lorsque les pâtes sont prêtes, les égoutter et les ajouter à la casserole. Retirer la poêle du feu et incorporer les tomates cerises coupées en deux et la moitié des cubes de mozzarella. Couper les feuilles de basilic en lanières et aussi les incorporer.

Mettre le tout ensemble dans une casserole, saupoudrer du reste de mozzarella et gratiner pendant environ 20 minutes sur le rail du milieu dans le four.

Dessert à faible teneur en glucidess:

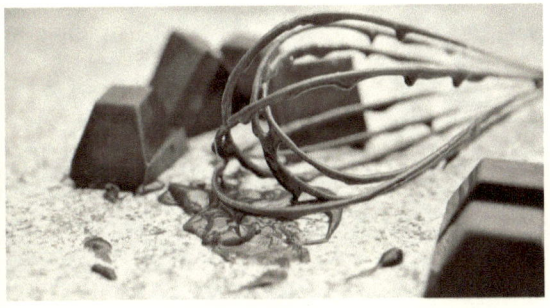

Dessert au chocolat caillé :

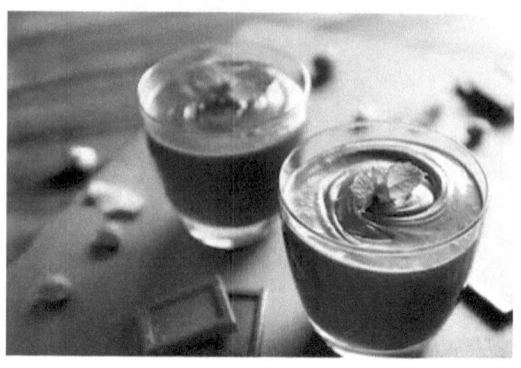

Ingrédients pour 1 portion :

250g de quark faible en gras
2 c. à soupe d'eau
2 cuillères à soupe de cacao en poudre, déshuilée et non sucrée
2 cuillères à café d'édulcorant, liquide, moins au besoin
Saveur de vanille ou d'orange, liquide, sans sucre

préparation:

Temps de travail environ 5 min. Temps total environ 5 min.

Traiter le fromage caillé avec de l'eau, l'édulcorant et la saveur à une consistance lisse et ajouter le cacao. Mélanger le tout à une masse homogène.

Dessert Quark (comme le pouding à la semoule) :

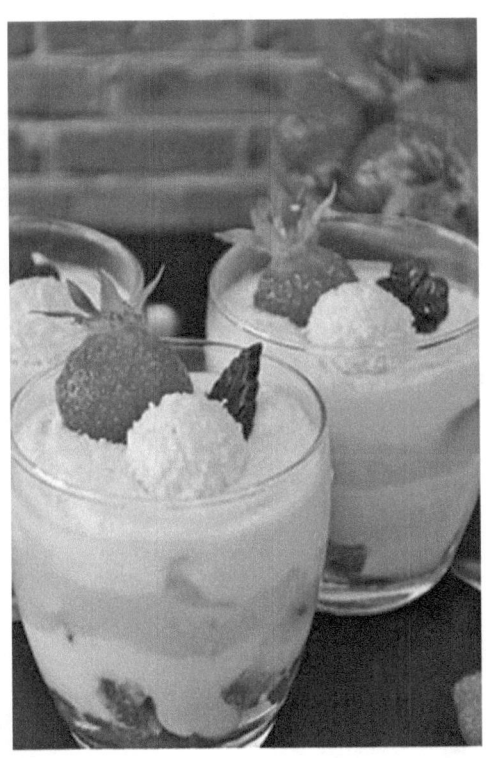

Ingrédients pour 1 portion :

250 g de chou-fleur
40g de fromage à la crème (attention : la réduction des graisses réduit souvent le goût)
1/2 Msp. Édulcorant, (stevia ou autre douceur à volonté)
1/2 c. à thé de zeste de citron ou de zeste d'orange, râpé finement

préparation:

Temps de travail environ 15 min. Temps total environ 15 min.

L'origine de cette recette est une purée de glucides copieux faible, qui grâce au chou-fleur relativement insipide peut également être merveilleusement sucré préparé. Ce plat est préférable par rapport au pudding à la semoule, mais il est encore un goût très spécial et grâce au fromage à la crème aussi une touche de salé.

Cuire le chou, selon la consistance désirée légèrement mordre ou plus doux. Dès qu'il est cuit, réduire en purée avec le fromage à la crème, aussi ici, vous pouvez utiliser plus ou moins de fromage à la crème en fonction de la consistance désirée de la bouillie. Ensuite, sucrer la bouillie avec de la stévia ou l'édulcorant désiré, ajouter le plat râpé, bien mélanger et refroidir la bouillie finie au réfrigérateur.

Laissez goûter ces recettes!

Je serais très heureux d'une évaluation de ce livre. Profitez de votre vie et vivez le style de vie d'un athlète.

Professeur Leonard Glaser